Et maintenant, on fait comment ?

Récits de vie. Santé et maladie

Cette collection regroupe des récits de vie et témoignages divers concernant la santé, la maladie et aussi la guérison.

Déjà parus

Marie-Christine Doux, *Fleur profane. Mes amours mystiques*, 2022.
Katouchka Van Ditzhuyzen, *La face cachée de l'inceste. De l'emprise à la femme libre*, 2022.
Gwenaël Bernard, *Charcot ou la vie, il faut choisir, Ligoté au diable*, 2020.
Catherine Klein, *Vivre avec la sclérose en plaques. Le sepien est un être humain comme tout le monde, ou presque*, 2018.
Patricia Zinte, *Vilaine Douleur, Chroniques d'une patiente très patiente,* 2018.
Bernadette Dathie et Galatée Dominique Hirigoyen, *Le destin de Pierre. Autour d'Alzheimer*, 2018.
Guillaume Alemany, *Les aventures de Kawi. Parcours d'un jeune Asperger*, 2017.
Michèle Bertone-Véronèse, *Huit mois en pyjama. Témoignage autour d'un lymphome*, 2017.
Denise Morel-Ferla, *« Maître Alzheimer » et les trous de mémoire*, 2017.
Virginie Burner-Lehner, *La dame en bleu, Le syndrome d'Elhers-Danlos à travers quatre générations d'une famille*, 2016.
Jérome Rivkine, *Les cinq saisons. Sortir du cancer : parcours initiatique d'un malade bien-portant*, 2016.
Michel Basler, *L'Alcool, moi et le bonnet rouge*, 2015.
Cécile Rebillard, *À l'épreuve du handicap, nouveau regard sur la vie*, 2014.
Marie-Noëlle de Vaulx, *L'inattendue. Le handicap ou la vie par les chemins de traverses,* 2014.
Cendrine Chapel, *Juste deux petits pas de valse. Accompagner jusqu'à la fin de la vie*, 2014.
Yannette, *De l'impossible au possible. La maladie de Wegener : itinéraire vers une rémission,* 2014.

Maryse Stiernon

Et maintenant, on fait comment ?

L'Harmattan

5-7, rue de l'École polytechnique, 75005 Paris

www.harmattan.fr

ISBN : 978-2-14-031602-9
EAN : 9782140316029

« Je n'ai qu'un instant,
Je t'envoie l'éternité dans une minute, l'infini dans un mot,

Tout mon cœur dans : Je t'aime. »

Victor Hugo

Situation Covid oblige :

« Non Madame, elle ne pourra pas revenir chez vous. »

« Nous tenons pourtant tellement à ce qu'elle reste encore un peu en famille, que ses frères bien serrés contre nous, la voient une dernière fois dans notre maison qui ne sera plus jamais la même. »

Situation Covid oblige :

« Non Madame, vous ne pourrez pas non plus venir la saluer demain. »

« Mais ses frères sont dans l'avion, ils arrivent ce soir de Belgique.

Ils n'ont pas pu lui dire au revoir « pour de vrai ».

Laissez-leur au moins, s'ils le souhaitent lui dire : Au revoir

« pour de faux ».

Le faux !

Tout sonne tellement faux dans cette histoire ça ne doit pas être la nôtre...

Situation Covid oblige :

« Oui Madame, votre fille ira directement de la morgue au cimetière. »

« Pardon ? »

« Vous parlez de qui ? Ma fille ? La morgue ? Le cimetière ?

Un enterrement ? »

« Vous vous trompez sûrement !

Ma fille a 28 ans !

Elle croque la vie à pleines dents. »

« Elle a encore tout à offrir à sa famille, à ses amis, aux personnes en souffrance, dans ces pays où elle a déjà mis son empreinte, l'Afghanistan, la Syrie, la Colombie... »

« Mais bien au-delà, elle a tout à donner à Leila qu'elle vient de mettre au monde, il y a deux mois à peine. »

« Vous vous trompez sûrement !
Ma fille est belle, solaire, radieuse, comme ce premier jour du printemps. »

« Ma fille est une battante. »

En quelques instants tout est réduit à néant.

Il n'y a plus rien : le vide, le silence absolu qui laisse derrière lui un sentiment d'injustice, d'impuissance, et d'incompréhension...

« Et maintenant, on fait comment ?

On fait comment ensemble, sans toi Pauline ? »

Toi, le premier des quatre piliers de notre famille.

Nous sommes là, chancelants, déséquilibrés mais toujours debout, ébranlés par un tsunami d'émotions d'une violence inouïe qui nous envahit.

Toi un quart de mon cœur, la maman de ma première petite fille, tu as été forcée à prendre un autre chemin que celui que tu chérissais le plus : la vie.

Quatre semaines de luttes intenses et d'espoirs, contre cette maladie rare, orpheline : l'hépatite auto-immune du post-partum, inconnue de nous tous jusqu'alors.

Bien vite me revient en mémoire comme une évidence une de nos dernières conversations : c'était peu de temps après ta greffe, un de ces jours de répit et d'espoir qui t'ont été offerts durant lesquels tu semblais aller mieux. Tu voulais sortir de cette épreuve, t'accorder une année sabbatique afin de profiter pleinement de ton nouveau rôle de maman.

Il était crucial pour toi de prendre recul, afin d'avoir une autre perspective sur ton mode de vie et ton travail.

Un nouveau projet t'animait : écrire un livre afin d'amener à la lumière ce qui se passe dans ces chambres d'hôpital où trop souvent la considération de l'humain vient après la prouesse technique.

J'ai partagé ta douleur, la diminution de tes forces physiques, la dégradation de ton corps.

J'ai palpé de manière à peine perceptible ta colère et ta frustration.

J'ai entendu ton envie de partage et d'entraide avec ceux qui comme toi souffraient d'une maladie auto-immune orpheline et de surcroît fulgurante.

Il me reste maintenant cette image tenace de toi sur ton
lit d'hôpital les yeux embués de larmes, me demandant :
« Je peux compter sur toi maman ? Tu veux bien m'aider à écrire ? »
Tes yeux... dans lesquels il y a peu, ne transparaissaient que bienveillance et foi dans la vie, je n'y voyais plus maintenant que désarroi et épuisement.

À deux, nous aurions été plus fortes pour porter à la lumière ton histoire, nous aurions été plus loin, nous nous serions découvertes l'une l'autre, nous aurions, j'en suis certaine, échangé tant de moments de plaisir, de projets, de complicité.

Tu n'es plus là, la donne a changé.
J'ai moins d'énergie, je dois bien te l'avouer.
Du peu qui me reste, je me sers pour me lever, recommencer le sport, continuer à « prendre soin de moi » pour ton papa, pour tes frères... pour ta fille.
Ce sont des actes de résistance que je pose : je me dois de rester dans la normalité de ma vie « d'avant ».
Opter pour la vie et la joie m'aidera à dominer la mort et l'engloutissement dans la tristesse.

Une telle situation de non-retour nous plonge dans un gouffre absolu.
Cependant, naît en moi une réelle envie de continuer ton combat afin que ta souffrance et ton départ ne soient pas vains.

Alors j'y vais, je me lance, je ne me cantonne pas à la mission de juste être « une main » pour ta voix.

Je couche sur papier ma tristesse, ma révolte, mon impuissance ; cela me permet de les voir en perspective, d'y apporter de l'ordre et surtout de hiérarchiser mes forces.

Écrire devient alors pour moi comme me poser sur une île pour me ressourcer.

Je me prends à ce jeu, j'attends avec impatience ce moment de retrouvailles avec moi-même, c'est un vrai booster d'énergie.

Le jour qui s'éveille m'inspire avec ses lumières, ce petit vent frais, ces chants d'oiseaux qui me saluent, cette nouvelle énergie de vie qui est là chaque matin.

Il me faut trouver au-delà de cette épreuve de nouveaux objectifs de vie, ne pas simplement la laisser couler en moi, encore moins la laisser décider pour moi.

Quelque chose de nouveau m'attend, nous attend, je ne peux plus suivre la même route après ce 21 mars 2020.

Je ne serai plus jamais la même femme.

Il ne s'agit pas de tourner la page, mais de vivre en adoptant le chagrin, ce chagrin qui est présent chaque jour et nous emporte comme une vague énorme, envahit nos esprits et nos cœurs puis repart.

Le temps qui passe n'aide en rien.

Nous devons nous remettre debout chaque jour, différents ; nous avançons, nous évoluons même !
Nous sommes capables malgré ce chagrin d'éprouver de la joie, par et pour les autres.

Mais écrire, vois–tu Pauline, je le prends avant tout comme une mission à accomplir : tu nous as demandé de transmettre nos valeurs familiales et nos forces à Leila et, ce faisant, également à chacun de nos futurs petits-enfants.

Ce besoin est sans doute nourri maintenant par la peur du lendemain, par l'urgence de la mort car elle est partie intégrante de la vie.
Elle peut, nous ne le savons que trop bien maintenant, nous surprendre à chaque instant.

Vite, ce rendez-vous d'écriture devient un moment de retrouvailles avec toi ma fille, moment de connexion véritable.
Tu me guides en vue de façonner cet hommage qui laissera à Leila la trace la plus fidèle possible de celle qui est sa maman.
Chacun d'entre nous lui contera de belles histoires qu'il a vécues avec toi.
Chacun lui dessinera ton portrait le plus précis possible, afin de lui permettre de créer le sien.
Cependant si je ne suis plus là, qui lui décrira ce lien de sang et d'amour qui unit une maman à sa fille ?

Un jour qui sait, elle réalisera à son tour le plus beau cadeau qu'une femme puisse offrir : donner la vie ; défiant ainsi le destin en se lançant dans l'accomplissement d'un des plus beau projet qui soit : celui d'être maman.

« Et avant, on faisait comment ? »

Avant, c'était simple le bonheur.

Simple comme une soirée cocooning à la maison, comme nous les aimions toi et moi, avec en prime la présence de cette petite demoiselle !

Avant, c'était simple le bonheur.

Simple comme une pause complice entre une maman et sa fille qui vient de donner la vie.

Avant, c'était simple le bonheur.

Simple comme un moment de douceur entre une jeune maman et sa fille qui entre dans la vie.

Soirée richissime en confidences entre trois générations.

C'était pourtant notre dernière soirée en tête à tête.

La dernière de toute notre vie. Si seulement nous avions su.

Avant, c'était simple le bonheur.

Avant, c'était il y a un mois... C'était hier.

Je te vois particulièrement épuisée ce soir-là, ton regard est vitreux, le blanc de l'œil me paraît un peu jaunâtre ? Toutes les alarmes se mettent en action dans ma tête et dans mon cœur, c'est « panique à bord ».

Ne rien te laisser paraître afin de ne pas te transmettre mon angoisse.

Surtout : ne pas briser notre quiétude.

Pourtant, il le faut, c'est de mon devoir de maman et de sage-femme que d'aborder courageusement le sujet de mes préoccupations.

J'y vais, par la tangente afin de ne pas te braquer.

Surtout : ne pas fermer la porte sur un « *Tu t'inquiètes pour rien* »

C'est ma raison qui parle.

Je vais dormir ce soir-là, un peu rassurée par ton SMS :

« *Tu as raison maman, Michele pense comme toi, mes yeux sont jaunes, demain matin j'irai faire une prise de sang.* »

Aujourd'hui vendredi, c'est habituellement ma journée

« Off » : sport, balade, copine.

Mon sac est prêt : piscine et musée dans le centre de

Spazza sont à mon programme.

Je profite de cette pause carrière que l'on m'a accordée à l'occasion de la venue de Leila, elle se termine bientôt !

Prise de remords, je fais vite demi-tour, tout peut attendre.

Tu souhaiteras peut-être que je garde ta petite le temps de réaliser les examens sanguins.

Je me cherche des excuses, je préfère simplement ne pas être trop loin de toi pour attendre les résultats.

Être là sans être trop présente, surtout pas envahissante, c'est la ligne de conduite que je me suis fixée depuis que Michele et toi habitez à nouveau non loin de nous.

Un couple et surtout « une famille » en formation ont besoin de temps pour se créer, chacun doit trouver sa place, se responsabiliser.

Tes résultats arrivent en fin de journée : sans être alarmants, ils ne sont pas satisfaisants.

Le médecin te prescrit d'autres analyses à réaliser au plus vite.

Demain, nous serons tous trois en vol vers la Belgique : ton papa, ton plus petit frère et moi.

Louis a une semaine de congé, il a hâte de retrouver ses deux grands frères qui y travaillent.

Je sais que tu aimerais être du voyage et venir fièrement présenter Leila à toute la branche belge de sa famille.

Elle est trop petite encore pour prendre l'avion, tu es fatiguée d'un long accouchement, votre voyage est programmé pour le printemps.

Valises bouclées, nous nous retrouvons ce soir au coin du feu, dans une petite pizzeria tranquille.

Des amis de Michele en sont propriétaires : il est très fier de leur présenter sa petite fille.

Sans doute très honorés de nous avoir à leur table, ils nous gâtent en préparant nombre de petits plats typiques ; tu n'en goûtes que très peu, cela m'inquiète.

Leila est tranquille à côté de toi dans son landau, pourtant cette fois, c'est toi qui littéralement t'échappes auprès d'elle comme si tu voulais à ton tour te réfugier dans ses bras.

Comme si tu te sentais menacée et cherchais du réconfort.
La déroute s'empare de toi : être séparée de Leila si petite !

J'accueille tes doutes et tes questions sans vouloir te rassurer à tout prix, tu sais que le risque est là de devoir investiguer plus loin qu'une simple prise de sang.

Ma place n'est pas dans cet avion !

Même si le vol Spazza / Bruxelles n'est pas long, il nous paraît à Dominique et moi cette fois interminable !

Difficile à assumer ce rôle de « Parents en standby ».

Ton appel dès l'atterrissage :

« Maman j'ai eu les derniers résultats ; apparemment c'est une hépatite. Il est nécessaire de réaliser des examens complémentaires, je dois rentrer à l'hôpital lundi. » C'est sans appel !

Tu ne sais que trop bien au fond de toi ce que cela signifie : ce stress intense tu l'as déjà rencontré il y a sept ans.

Tu avais alors été hospitalisée six semaines pour mononucléose infectieuse compliquée entre autres de septicémie, d'hépatite et de pancréatite.

Jamais alors personne ne nous avait parlé d'une possibilité de maladie auto-immune.

Jamais depuis aucun des examens auquel tu avais été soumise régulièrement, dans le cadre de ton travail ne laissait paraître de perturbations au niveau du foie et du pancréas.

Là, non c'est trop ! Tu as juste envie et besoin d'être dorlotée, de vivre au ralenti, de pouvoir cajoler ta petite.

Pourquoi te faut-il quitter ce nid douillet que vous avez aménagé à quelques kilomètres de chez nous le temps de la fin de ta grossesse et de ton congé de maternité ?

Tout y est pensé avec soin, choisi avec amour, pour accueillir votre petite princesse.

Tant de secrets, de promesses échangées entre deux jeunes qui vont bientôt être parents dont seuls les murs de cet appartement sont témoins.

Durant ces deux dernières années, ton travail au sein du Comité International de la Croix Rouge t'obligeait à cheminer de par le monde, changeant de destination toutes les cinq semaines, pour te rendre dans de nombreux endroits de la planète affectés par les conflits.

Depuis peu il t'avait été offert de poser pour quelques années tes valises à Beyrouth.

Le moment était donc propice pour mener à bien ce projet qui vous tenait tous deux à cœur : fonder une famille.

Dans un moment si magique et délicat qu'est celui de donner la vie, qu'attendre de mieux que d'être entourée de gens qui t'aiment et que tu aimes ?

C'est très vite devenu une évidence pour vous deux : tu accoucherais en Europe.

Pourquoi pas en Italie puisque nous y sommes en poste et que la famille de Michele y habite ?

Voilà un peu plus de cinq semaines que Leila enchante nos jours.

Pourquoi faut-il alors qu'un ouragan s'abatte sur votre petit cocon à peine créé ?

Au-delà de la tristesse et de l'inquiétude, bien vite, toi, la Pauline combative reprend le dessus : *« Ce n'est qu'une question de temps et d'organisation. »*

Tu veux te convaincre et nous convaincre que ce n'est pas grave.

J'émets alors le souhait de revenir près de toi à Spazza. La réponse à laquelle je m'attendais fuse, c'est une évidence :

« Je sais que je suis encore ton enfant maman, même si j'ai 27 ans, et je le resterai toujours... Mais honnêtement, je mise sur le fait que ce n'est rien de grave, je positive, je croise mes doigts et même mes orteils ! »

Pas question pour toi que j'écourte mes vacances de février, elles ont toujours été un moment clef de l'année.

Joie des retrouvailles en famille, fierté de contribuer à perpétuer une des plus vieilles traditions en Europe : le carnaval de Binche, classé de plus sur la liste représentative du patrimoine culturel immatériel de l'humanité !

Louis y sera présent aussi, passant outre le fait qu'il a une jambe cassée, ses béquilles l'aideront à battre la mesure au rythme des tambours !

Je ne me laisse pas le temps de la réflexion, je ressens avec intensité l'urgence.

Je n'ai besoin de l'aval de personne. Ma décision est prise.

C'est un état de fait clair.

Ma place est près de toi et de Leila.

Comme cela l'aurait été pour chacun de mes enfants et le sera toujours.

Je prends rapidement le premier avion en sens inverse.

Pour rien ?... Peut-être... Tant pis ? Tant mieux !

Je sais que dans de telles situations un petit rien peut apporter tellement.

Aucun ne sera de trop : être là simplement pour offrir un simple sourire, un taxi disponible en permanence, une attention, des bras aimants pour Leila.

Tu es affaiblie, soumise à de nombreux examens.

Dès ton entrée à l'hôpital tu te bats sans faillir afin de guérir et sortir au plus vite.

Tu restes volontaire, déterminée : protéger cette relation à peine créée avec Leila est ton autre priorité.

Tu as tellement peur qu'elle ne te reconnaisse plus, tellement peur qu'il y ait des séquelles dans ce lien d'attachement interrompu si tôt.

À toutes fins toute force, tu veux le consolider par-delà cette épreuve, cela passe par la continuité de l'allaitement.

Tu te renseignes sur la potentielle toxicité des médicaments que l'on t'administre.

Les jours où tu ne peux l'allaiter, tu tires et jettes ton lait, dépitée certes mais tu crois en un futur meilleur.

La Covid 19 commence à se faire entendre en Italie.

Aussi ne prenons-nous aucun risque supplémentaire, il faut éviter que Leila n'entre dans l'hôpital.

Nous habitons Spazza, il fait beau, nous essayons de trouver du positif dans chaque jour.

Nous nous relayons, Michele, sa maman et moi, afin de permettre à Leila d'être le plus souvent possible aux rendez-vous des repas auprès de toi : dans le jardin de l'hôpital ou dans la voiture.

Nous échangeons sans cesse sur le déroulement quotidien de la vie de ta puce, nous te partageons des dizaines de photos et d'appels en vidéo.

Tu es au rendez-vous chaque soir pour lui chanter sa berceuse favorite avant qu'elle ne s'endorme.

Notre organisation fonctionne, nous y croyons tous... pendant trois jours.

Trois jours durant lesquels les médecins s'attèlent à éliminer rapidement l'une après l'autre les diverses causes d'hépatites.

C'est un fait que tu as beaucoup voyagé ces derniers temps dans des pays à l'hygiène précaire, même si tu es très vigilante, le risque zéro n'existe pas !

L'anamnèse concernant tes antécédents médicaux est détaillée.

Le statut de santé de chacun des membres de la famille est analysé avec rigueur.

J'ai un feu orange clignotant devant les yeux, un mauvais pressentiment sans toutefois pouvoir le cibler.

Je me suis informée une bonne partie de la nuit à qui te confier dans une structure hospitalière en Belgique.

Cela me sécuriserait de te savoir « chez nous ».

C'est en Belgique que j'ai obtenu mon diplôme de sage-femme ce qui m'offre de comparer et de pouvoir objectivement apprécier leur rigueur scientifique autant que les notions d'hygiène et d'asepsie bien rodées.

Je tente de te faire passer en douceur ce message.

Cependant, tu n'analyses pas la situation sous le même angle que moi : Leila est ta priorité ; tu ne souhaites pas la perturber plus par un transfert en Belgique.

Tu veux faire confiance, les médecins ont maintenant en main 90 % des résultats.

Tout laisse à penser qu'il s'agit d'une hépatite auto- immune.

Tu seras transférée demain vers une structure hospitalière de plus grande envergure afin de réaliser une biopsie du foie dans un milieu plus sécurisé.

Tu as à peine fini de m'expliquer tout ça par téléphone que le médecin m'appelle. C'est l'urgence absolue !

La terre s'arrête de tourner dans le bon sens.

Sa voix résonnera en moi à jamais :

« Madame, le foie de votre fille prend feu, nous ne pouvons attendre demain, il faut la transférer tout de suite. »

Cataclysme total, il m'est impossible de partager ce message avec la même phraséologie ni avec Pauline ni avec Dominique ni avec Michele, je suis sous le choc.

Je réalise.

Je sais ce que cela signifie.

Je sais que la lutte sera longue, le combat intense. Remporterons-nous la victoire ?

Pour et comme toi, Pauline, je veux y croire donc j'agis,

je retourne à l'hôpital pour t'aider à faire tes valises, rassembler le dossier médical..., m'entendre dire que je ne peux pas suivre l'ambulance.

Peu m'importe personnellement.

C'est sur un autre front que j'argumente alors car je connais l'importance pour toi d'être bien entourée.

Cela compte pour une grande partie dans ton traitement et te conduira plus vite à la guérison.

Je gagne une petite victoire : Michele pourra te rendre visite ce soir encore.

Leila et son papa logent temporairement dans le centre de Spazza à proximité de l'hôpital.

Ton souhait est que je sois présente au maximum auprès d'elle lorsque Michele est à tes côtés.

En t'envoyant la vidéo de son bain ce soir, je suis convaincue que même si c'est ton moment de bonheur quotidien, tu la regardes les yeux inondés de larmes.

Ta rage et ta tristesse auraient pu prendre le dessus,

nous aurions tous compris.

Je perçois à peine des trémolos dans ta voix.

Tu arrives à ne faire passer à Leila que de l'amour et de la fierté.

De l'espoir, encore et toujours que j'essaye à chaque fois de retransmettre au mieux à ta fille.

Très vite, les résultats de la biopsie sont là : preuves à l'appui, l'origine auto-immune de ton hépatite est établie à 100 %.

Cette maladie a agi en toi de façon sournoise, créant des dégâts jusqu'alors invisibles : ton foie est très abîmé, il souffre depuis longtemps.

Personne n'en a pris conscience.

Ton corps en entier a pallié les déficiences : ni nausée, ni vomissements, ni dégoût pour la nourriture.

Rien dans ton aspect physique, rien dans tes prises de sang, même celles réalisées dernièrement en vue de l'accouchement, n'a été relevé qui aurait pu tirer la sonnette d'alarme !

La gynécologue te donnait confiance, se voulait rassurante ; cette histoire d'hépatite, il y a sept ans appartenait pour elle au passé.

Quatre jours après ton transfert, les résultats sanguins semblent s'améliorer, l'équipe médicale envisage de réduire le dosage de certains médicaments.

Tu as bien compris que tu souffrais d'une maladie qui toute ta vie t'imposera de jongler avec des traitements parfois lourds, mais qu'importe !

Moral au beau fixe, tu m'expliques ce matin que d'après

tes recherches sur internet, même sous corticoïdes une autre grossesse est envisageable : *« On ne va quand même pas laisser Leila sans petit frère ou petite sœur ! »*

Le flou domine dans les informations reçues de l'équipe médicale.

D'un jour à l'autre en fonction de tes résultats, certains te donnent l'espoir de sortir avant le week-end « peut- être », dans un jour ou deux « peut-être », à force de jouer au yo-yo avec cette possibilité, tu t'es un jour emportée.

Puisqu'ils n'avaient pas de ligne de conduite sur ton traitement par rapport à ta sortie effective, tu as émis l'idée de faire des allers-retours entre ta maison et l'hôpital pour te faire soigner.

Michele et moi avions bien noté que tu étais, à juste titre, complètement hors de toi et fâchée contre le corps médical qui ne te comprenait pas.

Ton seul souhait était de sortir de là au plus vite pour retrouver ta fille, mais pas en agissant en irresponsable comme l'équipe avait tendance à te le faire sentir.

En contrepartie, ils voulaient à tout prix te fournir un soutien psychologique, tu t'y es refusée : *« Ils pensent que je suis folle ! »*

Louis vient te rendre visite, nous sommes ensemble dans le parc de l'hôpital.

Il fait beau, nous avons pris quelques jeux de société, espérant te distraire et t'aider à retrouver le sourire l'espace d'un instant.

C'est difficile de bien choisir nos mots devant ta tristesse :

tu viens d'apprendre que tu ne pourras pas rentrer avant le WE.

Les médecins attendent une nette amélioration des résultats sanguins, surtout des facteurs de coagulation.

Cela fait deux jours maintenant que tu ne sembles plus répondre à la cortisone, ton traitement est modifié.

Leur discours se veut rassurant, ton aspect clinique, ne correspond pas aux valeurs perturbées de leurs tests.

Premier café ce vendredi matin, je fais le bilan.

Il y a deux semaines, nous vivions encore dans l'insouciance.

Depuis mon réveil, j'écoute en boucle les messages vocaux que tu m'envoies depuis cinq heures.

Ils s'enchaînent, s'annulent, ne sont que redites et confusion.

Il y a un grand trouble dans la formulation de tes phrases. Toutefois, le contenu y est : tu l'exprimes cette frustration, cette exaspération extrême.

Tu n'as plus de patience.

Tu ne veux voir personne aujourd'hui. Tu vas mal.

Je n'ai pas saisi tout de suite la gravité de la situation.

J'ai simplement pensé que ta patience était mise à rude épreuve que tes nerfs étaient à bout, c'était évident !

Je n'ai compris que lorsque tu m'as dit que tu n'arrivais pas à utiliser ton téléphone, que c'était comme s'il n'y avait plus de connexion entre ta tête, tes yeux, et ce que tu devais faire avec ton doigt pour appuyer sur les touches du clavier.

J'arrive.

Contre ta volonté, j'attendrai dans le parc de l'hôpital, que tu changes d'avis afin que je puisse te voir.

Te voilà, notre balade me laisse à nouveau espérer, tu sembles aller bien.

Tu veux que je prolonge cette demi-heure de visite réglementaire ; tant que nous sommes en dehors de l'hôpital, les règles sont un peu plus flexibles.

Enfin un médecin de libre.

Il m'explique l'urgence, le futur, le nouveau traitement envisagé :

« Pauline ne répond plus du tout à la cortisone. »

Tu te reposes.

Tu m'appelles affolée dans l'après-midi.

Conversation complètement surnaturelle, très déstabilisante :

« Maman dis-moi quels sont les animaux que l'on chasse dans les bois ? Ils sont gros et ressemblent à des cochons ? Je les vois mais n'arrive pas à leur donner de nom. »

« Je ne me souviens pas non plus de comment s'appellent ceux qui chantent sur les branches des arbres ? »

« Les médecins m'ont posé ces questions : je n'ai pas pu répondre. »

Je pouvais percevoir l'affolement qui risquait de s'emparer de toi : se rendre compte que nos propres capacités intellectuelles sont diminuées doit être complètement paniquant.

Alors plutôt que de te répondre, j'ai essayé de te guider afin que tu puisses trouver seule les réponses.

Ce soir c'est ton papa qui est à tes côtés.

Il revient heureux de ce moment de complicité partagé avec toi, ces « bulles d'air hors du temps » : il n'en sort que du positif aujourd'hui.

Par-delà le questionnement, tu te projettes dans le futur.

Tu lui as fait part de la discussion que tu as eue avec Clément et Victor cet après-midi au téléphone ; ils se retrouvent bien souvent pour le WE en Belgique et t'appellent de concert.

Coaching remise en forme par l'humour et potentiel achat d'un logement, tels étaient les sujets du jour.

Il est six heures, à notre réveil ce matin.

Nos visages défaits par une nuit sans sommeil, nous t'écoutons, téléphone collé entre nos deux têtes.

Tous deux inertes après avoir reçu une paire de gifles cinglantes.

Tu n'as pas dormi, tu te sens lente et confuse.

Tu constates que tes mains tremblent, tu nous fais part de violents maux de tête.

Tu ne peux nous cacher ton effroi.

Intensément cruel pour moi comme maman de te savoir souffrir comme cela, seule dans ton lit d'hôpital.

Je donnerais tout pour être téléportée à tes côtés.

Tu as probablement ruminé toute la nuit :

« Vous serez courageux maman ? Promis ? »

Je ne me souviens pas avoir répondu à cette question. Personne n'aurait pu s'imaginer alors quelle « force d'âme » il nous faudrait à chacun !

Ne fût-ce que pour toi : assumer la souffrance à laquelle tu allais devoir faire face.

Quand bien même nous l'aurions su....

Ne fût-ce que pour nous : assumer ce quotidien où tout paraît bien vain et futile sans toi.

Quand bien même nous l'aurions su...

« Il faut vider mon compte en banque, il risque d'être bloqué.

Vraiment papa et maman, s'il vous plaît, laissez-moi parler, écoutez-moi ! C'est difficile à dire mais c'est fondamental. »

« Il faut faire les démarches auprès de l'ambassade de Belgique afin que Leila ait rapidement son passeport et la double nationalité. »

« Il faut absolument penser à envoyer les faire-parts de naissance de Leila, Michele est au courant de tout. »

« Je t'entends Pauline, je t'écoute.

Papa est à mes côtés, nous ferons ce que tu souhaites, repose- toi maintenant, essaye de te ressourcer, les heures qui suivent vont être fondamentales.

Ta bonne étoile est là, elle veille sur toi.

Il faut y croire.

Toi la première. »

Le tableau que nous craignions tous se dessine maintenant clairement.

Ce sont les premiers signes d'une atteinte cérébrale par les toxines : ton foie ne fonctionne plus !

Je fais alors la synthèse de ce qui se passe en lien avec les événements de la veille.

Le docteur Trebonio nous a d'emblée donné confiance.

Il chapeaute l'ensemble de ton traitement.

Les soins à prodiguer impliquent de nombreux intervenants et la coordination entre les équipes est compliquée.

Le passage de l'information au patient et à la famille est quasi inexistant, lui se veut disponible à tout moment.

La bienveillance se lit dans ses yeux.

Il nous a demandé de l'avertir au moindre doute sur un changement de statut neurologique.

Il reçoit mon message ce samedi à sept heures et agit sur-le-champ.

Nous démarrons en urgence vers l'hôpital.

Louis est chez un ami, Leila choyée par son autre grand-mère.

Michele est là, fidèle au poste pour recevoir les informations des médecins.

« Ne vous inquiétez pas madame, votre fille va être transférée vers une des toutes meilleures structures d'Europe à la pointe dans ce domaine. »

Que rêver de mieux ?

C'est donc le schéma idéal qu'ils s'évertuent à nous exposer là !

« De surcroît cet hôpital traite tous les cas Covid de la région !

La vigilance y est extrême !

Les règles y seront beaucoup plus strictes que n'importe où ailleurs,

le protocole est bien établi... »

Cet état de fait devrait paraît-il nous rassurer.

Je demande à voir !

Nous y sommes, le mot a été prononcé.

Tu seras en soins intensifs afin de bénéficier d'un suivi rapproché avant de procéder à une éventuelle transplantation.

Tu es autonome, te douches, prépares ta valise.

Je te regarde papillonner de droite à gauche, rassemblant tes effets personnels.

Flash-back dans un scénario tellement bien rodé pour nous deux.

En pliant tes vêtements je t'écoutais, il y a peu de temps encore, discourir sur les enjeux de ton travail, passion sans cesse renouvelée à chaque nouvelle mission qui t'était confiée.

Cruauté du présent : à partir de ce soir tu seras clouée au lit, ton corps relié à bon nombre de machines, notre futur oscillant entre les colonnes chance / pas de chance dans le catalogue de la vie.

Le temps passe, partagé entre futilités et rires.

Chacun y met du sien, tu souhaites que je te peigne, ton papa nous prend en photo...

Sa façon à lui de figer le bonheur, de l'implorer à rester là.

Ta façon à toi d'être rassurée par ma tendresse.

Ma façon à moi de lutter contre ce sentiment d'impuissance, espérant que l'amour que je glisse entre chacune des fibres de tes cheveux soyeux y restera prisonnier, se diffusera de lui-même lorsqu'il ne me sera plus permis de t'approcher.

Dominique évoque de nombreux exemples de personnes ayant reçu une greffe, tous des succès !

Un de ses collègues a dû subir deux transplantations et se porte bien, il a repris sa vie « d'avant »

De mon côté, j'oblige mon cerveau à se mettre en état de veille, car la partie rationnelle et médicale essaye en ce moment de dominer la partie émotionnelle !

Je me dois de vivre le moment présent à tes côtés.

Je ne peux chasser de mon cœur l'amplitude du déchirement que j'ai lu dans ton regard lorsqu'il a croisé le mien cet après-midi.

Tes yeux chargés d'un désespoir infini après ton au revoir à Leila.

Tu l'admires un peu de loin, en silence, ta fille.

Le temps manque pour vous quitter.

Mais comment l'évaluer ce laps de temps nécessaire à une maman lorsqu'elle est forcée de laisser son enfant ?

Y a-t-il une façon de faire qui soit plus digne qu'une autre afin que cet enfant ne se sente pas abandonné ?

L'urgence est là.

Sur ce parking d'hôpital, tu dois lui dire au revoir, sachant que tu ne pourras pas lui épargner la souffrance de cette rupture brutale de votre lien d'amour.

Les yeux rivés sur ton enfant, tu lui caresses doucement la joue peut-être pour la dernière fois.

Y penses-tu alors ?

Tu plonges tes lèvres dans son cou, une larme perle le long de ton nez, tu l'effaces, discrètement.

Tu te l'es promise, j'en suis certaine : devant Leila tu ne pleureras pas !

« Maman je voudrais te demander... », ta voix ténue a du mal de contenir ton émotion.

Ma main sur ton épaule se veut porteuse des paroles qui ne peuvent se dire.

Je m'entends te chuchoter : *« Bien sûr, nous prendrons soin d'elle, jusqu'à ton retour. »*

Dans notre vie d'époux et de parents, nous avons affronté pas mal de tempêtes, essayant à chaque fois de sortir grandis de l'épreuve, ce qui me mène à penser que nous sommes assez résilients, flexibles, tolérants et positifs !

Pourtant, nous sommes muets dans cette voiture en ramenant notre petite fille du centre de Spazza vers chez nous.

Ni l'un ni l'autre ne comprend.

Que penser ? Comment nous positionner ?

Ce soir à la maison, nous sommes sous le choc.

Nous accusons le coup.

Michele vient de rentrer de l'hôpital, il a pu passer la soirée à tes côtés.

Il s'est entretenu avec un des chirurgiens de l'équipe : Réalité des faits : *« Si on va vers la greffe, c'est du 50-50. »*

Certaines personnes ont ce don de pouvoir mettre les choses en perspective, d'autres pas.

Nous optons pour ne voir que le verre à moitié plein.

Nous retenons les 50 % de chances de succès.

Qu'il en soit autrement n'est pas une option.

Ton immunité est tellement basse, il faut te préserver à tout prix. Notre responsabilité individuelle en appelle à une grande vigilance.

Face à toi mais pas seulement car Leila est encore si petite, nos va-et-vient incessants vers l'hôpital sont autant de bombes à retardement pour elle.

Nous nous sommes fixés notre propre routine de lutte anti-Covid indispensable, commune à nos deux familles.

Nous nous douchons et nous changeons de la tête aux pieds avant de venir te voir, il en est de même à notre retour à la maison.

Les objets que tu nous demandes d'apporter sont désinfectés et emballés un à un.

Nous avons élaboré un accès « in and out » en sous-sol, un vrai parcours du combattant.

Ce pragmatisme impacte grandement nos journées.

La Covid, quelle qu'en soit la forme, est versatile et omniprésente.

La littérature est alors bien pauvre la concernant.

Les médias commencent à peine à parler de ce virus.

L'Italie en est la bien triste pionnière !

Nous nous prenons au jeu des photos Michele et moi en combinaison stérile ; nous aurions tant aimé les partager vite avec toi, preuve que toute l'énergie et le positivisme que nous avions mis dans ce combat n'avaient pas été vains.

C'est l'espoir qui nous guide vers l'hôpital ce matin.

Tes paramètres sont encore susceptibles d'évoluer vers un mieux.

Nous nous rattachons à cette maigre indication : cela te permettrait d'éviter la greffe.

Malgré un rendez-vous fixé, le professeur Vertice, chirurgien en chef, ne jugera pas utile de nous rencontrer.

Nous attendons, visiblement nous dérangeons.

Pas d'accueil, pas d'accès à l'information, volonté clairement établie de la part du corps médical de non- interaction.

Le docteur Molfetta, son assistant, daigne nous recevoir.

Il fait preuve d'une insensibilité sidérante.

Son discours est glacial, il nous aurait pourtant tant aidé en recouvrant d'un peu de chaleur humaine la situation que nous devions affronter.

Son caractère robotique rend les faits d'une violence insoutenable et inutile.

Puisque tout s'apprend... ou presque... durant les études de médecine, il serait urgent de prioriser les modules afin d'y intégrer dès le début de la formation

« Interaction avec le client dans le respect et l'empathie. »

Un plus fondateur pour les futurs médecins.

Nous ne pouvons te voir qu'un bref instant dans l'après-midi, aux soins intensifs.

Excessivement inquiète et affaiblie.

Notre seul réconfort est de voir que Pietro, un jeune infirmier te traite avec respect.

L'équipe de soignants est remarquablement à l'écoute de tes demandes et répond à nos questions ce qui contrebalance un peu la sensation que nous avions de devoir supplier pour grappiller quelques renseignements tant sur ton statut de santé que sur le futur.

Nous sommes seuls, à trois devant l'hôpital ; cette journée où le soleil a brillé en continu se termine.

Le docteur Molefetta et le professeur Vertice nous croiseront à maintes reprises.

Nous n'existons pas pour eux. Pas un mot, pas un regard.

Ton papa s'en veut, trop poli, trop bien éduqué.

N'aurait-il pas dû alors s'insurger ?

L'information nous est transmise en fin de journée :

« *La décision n'est pas prise, l'équipe souhaite attendre jusqu'à demain lundi pour se prononcer.* »

En rentrant nous informons tes frères ; ils décident de prendre l'avion au plus vite.

Personne ne semble percevoir la gravité de la situation, c'est peut-être mieux ainsi.

La percevons-nous nous-mêmes ?

Le verdict tombe fin de journée : tu es candidate prioritaire sur la liste de demandeurs d'organes.

Raisons invoquées : tu es jeune, maman, confrontée à une pathologie fulminante.

Nous signons, en élèves modèles chacun des multiples documents qui n'ont soi-disant que pour unique but d'enclencher la procédure de recherche d'organes et d'accord de greffe.

La froideur et la rigidité protocolaire qui émanent du médecin, nous donnent cependant l'impression, en tant que parents de signer la condamnation à mort de notre enfant, plutôt que de lui octroyer une chance de vivre.

La distribution automatique de ces pages à parapher nous fait comprendre que ce n'est ni le lieu, ni le moment d'entamer une lecture détaillée de ce dossier, il nous faut agir vite.

« Si vous souhaitez en prendre connaissance, vous risquez de retarder le processus, donc de diminuer les chances de survie de votre fille. »

Etre proactifs : il en va de notre devoir.

Le message de l'équipe est vif, acide, agressif.

Des demandes, des doutes prennent place et s'entrechoquent dans nos têtes ; le regard volontairement absent de ce médecin que nous essayons de croiser parle de lui-même : l'heure n'est pas aux interrogations, chaque seconde compte.

Je subis, nous subissons... rien pourtant à côté de ce que tu vis.

Si tout est déroute pour nous, tout ne doit être que terreur pour toi.

Tu prends alors conscience que tu ne pourras peut- être pas voir grandir Leila, ni lui offrir ton amour au quotidien.

Tu as alors passé le relais... À Michele... À nous aussi...

« S'il vous plaît papa et maman, offrez à Leila, l'odeur de notre famille, nos valeurs de vie, de cœur, votre éducation.

Qu'elle apprenne d'autres langues et soit ouverte sur le monde.

Donne-lui, maman, s'il te plaît, tout l'amour que tu m'as donné : ton amour de maman et plus encore ton amour de grand-mère. »

Des demandes... Mais aussi tellement de mercis.

« Merci pour cette belle vie que vous m'avez offerte, merci d'avoir été des parents en or, merci à mes frères. Je ne pouvais rêver d'en avoir d'autres.

Je vous aime tellement ! »

Par ce message Pauline, tu nous laisses le plus beau des cadeaux qui soit.

La certitude que nous avons réussi notre rôle de parents parce que tu as ressenti au jour le jour notre amour inconditionnel ainsi que nous celui infini que tu nous portes.

Celui qui unira à jamais notre famille.

Cet amour-là ne pourra jamais faiblir.
C'est l'essentiel.

Nuit blanche, en aucun cas comparable à celle que
Pauline vient d'endurer...
Hier, le gouvernement italien a décidé d'un confinement national.
Le pays est à l'arrêt, la probabilité de trouver un donneur et de pouvoir acheminer le foie vers Spazza s'amenuise avec certitude.
De surcroît, les banques de dons d'organes sont menacées de fermeture en Italie.
D'un côté de la balance : l'état critique de Pauline confirmé par l'instabilité de ses constantes vitales, nous laisse à penser qu'elle ne survivrait peut-être pas à un transfert.
Le temps agit en notre défaveur ; accéderait-elle à un foie plus rapidement ici ou ailleurs en Europe ?

De l'autre côté : les règles concernant la Covid empêchent la circulation en dehors de la commune, il n'y aura plus pour un temps de sorties bien arrosées entre jeunes, donc moins d'accidents de la route...

Que de pensées machiavéliques !

Nous avons la sensation de perdre tous nos repères de morale devant notre logique de l'instant : miser sur la mort d'un jeune pour sauver notre fille !

Cela nous correspond tellement peu !

Les heures s'écoulent, la situation ne semble pas se débloquer.

Nous ne pouvons plus perdre de temps dans une non-décision et rester passivement dans l'espoir de l'arrivée d'un foie, chaque seconde compte !

Nous devons à Pauline d'essayer de trouver rapidement une possibilité de multiplier ses chances.

Son employeur se mobilise admirablement et envisage diverses options y compris une évacuation sanitaire. L'assurance de Pauline a été informée de la détérioration de son état de santé, tout comme du contexte italien lié à la Covid, ces deux éléments pourraient nous guider à devoir envisager des solutions alternatives.

Les médecins veulent nous voir au plus vite !

Moment incroyable : le professeur Vertice consent à nous accorder une entrevue pour la première fois.

Nous nous heurtons à un « non » froid et catégorique lorsque Victor et Michele demandent à assister à cette réunion.

Quelle humiliation de plus pour Michele ; il est le compagnon de Pauline, le père de sa fille.

En aurait-il été autrement s'ils avaient été mariés de façon officielle ?

L'assurance a contacté le professeur en vue d'un potentiel transfert vers l'étranger, il est réellement furieux !

Qu'importe.

Notre initiative est vue uniquement comme un manque de confiance.

Or, il s'agit uniquement de parents qui feraient n'importe quoi pour sauver leur fille.

Dominique agira bien mieux que moi dans le rôle de médiateur, je le laisse monter au front seul.

Il me racontera cette rencontre comme une unique séance d'humiliation.

Le papa d'un enfant dont la vie ne tient qu'à un fil confronté à un professeur omnipotent qui a conscience d'avoir cette vie entre les mains et abuse de son pouvoir.

Il demande en quelque sorte une forme d'allégeance absolue.

Il est outré du fait qu'on ait pu imaginer d'autres plans et prendre des contacts en conséquence.

Il insiste, est dur, très dur dans ses propos en finissant par une sentence claire devant un père désarmé :

« Si vous continuez à envisager d'autres alternatives, nous n'avons pas de temps à perdre avec vous, reprenez-la, votre fille ».

Que faire ? Que dire ? Si ce n'est qu'affirmer notre totale soumission, presque le supplier...

Surtout nous nous devons de rester polis.

Nous comprenons vite qu'il nous faut courber l'échine devant ce corps médical froid, pragmatique et déterminé, nous disant que la vie de notre fille est entre leurs mains.

Heureusement comme dans tout métier, il existe des êtres d'exception.

Le docteur Trebonio outre son grand professionnalisme, n'a jamais omis d'être dans l'empathie tant envers Pauline qu'envers nous tous.

Il nous parle d'une fameuse clinique spécialisée dans les maladies hépatiques à Londres, il y a travaillé, possède des contacts.

Je reste en arrière-plan à gérer le potentiel transfert.

Renseignements pris, envisager cette solution s'avère vite concrètement impossible.

Il faudrait initier un nouveau dossier et recommencer à zéro la demande d'organe car la législation en la matière n'est pas la même en Angleterre et en Belgique qu'en Italie.

L'équipe de Bruxelles, contactée en parallèle comprend l'urgence, nos interlocuteurs sont épatants, tant par leur qualité d'écoute que par leur mobilisation très réactive.

Un lit de réanimation est prêt pour Pauline.

Mon frère en stand-by en Belgique a procuration en notre nom afin de mettre en route activement le processus administratif.

Cependant le discours de l'équipe médicale sur place reste sage et avisé.

La logique du traitement mise en place à Spazza correspond à la leur.

Ils nous interpellent également sur la perte de temps due au voyage et surtout sur la situation Covid qui ne fait que s'aggraver rapidement en Belgique également.

L'atmosphère est lourde devant la porte de la chambre de Pauline en ce début d'après-midi.

Notre vie à tous va prendre un tournant définitif dans un moment, nous sommes conscients de la responsabilité qui nous incombe : il nous faut trancher maintenant pour un transfert ou pas.

Il me semble à cet instant précis que nous allons jouer aux dés la vie de notre fille !

Nous devons opter pour l'une ou l'autre voie, en sachant qu'une fois cet accord conclu, ni reproche ni regret ne pourront être de mise.

La fatalité en décide autrement et nous en absout.

Le chirurgien sort du service : ils ont un foie.

Nous sommes soulagés, l'espoir renaît.

Nous pensons à cette personne qui a perdu la vie et va peut-être sauver notre fille.

Nous sommes confiants.

Ça va marcher, ça doit marcher.

Pauline va être préparée afin que l'intervention puisse avoir lieu dès que le foie sera en leur possession.

Le destin a tranché pour nous : devant un tel enjeu, ne pas devoir prendre de décision était sans doute la meilleure chose qui puisse arriver : nous aurions dû faire face à trop d'inconnues majeures pour orienter notre décision de façon objective.

Une énorme culpabilité à gérer serait alors venue

chapeauter nos sentiments entremêlés depuis son départ !

Je dois rester dans l'embrasure de la porte, ta voix est vacillante, ton regard pressant. Tu m'implores :

« *Maman s'il te plaît je t'en supplie faites quelque chose je n'en peux plus je souffre trop beaucoup trop.* »

« *Ils ont un foie, ils vont te greffer au plus vite. Tiens bon ma grande, plus que quelques heures. Garde espoir.* »

J'espère qu'au travers de mon regard, tu peux ressentir la tendresse que j'aurais mise au bout de mes doigts pour te caresser le front, pour t'apporter de la douceur sur tous les endroits douloureux de ton corps.

Tes frères me suivent, ils ne peuvent s'avancer vers toi, doivent te saluer de loin, chacun leur tour.

Ils t'entendent à peine, tu tiens à leur dire au revoir. Tu sais que les risques d'une telle intervention sont énormes.

Tu les remercies pour toute cette vie de complicité partagée avec eux, je peux à peine imaginer combien c'est cruel pour vous de ne même pas pouvoir vous serrer dans les bras l'un de l'autre.

Plus tard ils me diront : « *Maman, tout ce que Pauline nous a dit à ce moment-là était plus qu'un au revoir, c'était un réel concentré d'amour.* »

Ton papa ne pourra t'approcher une dernière fois, les visites sont limitées.

Il m'a laissé son tour afin que je t'annonce moi-même la bonne nouvelle.

Nous savions que cette opération risquait de s'avérer compliquée, en effet, le réseau vasculaire autour du foie, montrait chez toi quelques particularités qui la rendait plus délicate encore.

Nous nous apprêtons à passer la journée la plus longue, sans doute la plus angoissante de toute notre vie.

L'intervention peut durer jusqu'à douze heures.

Nous vivons chaque seconde en symbiose avec toi.

Inquiets mais confiants, nous espérons.

Le chirurgien nous appelle à vingt et une heures, c'est terminé.

« Le nouveau foie est très bon, celui de votre fille était réellement en suspens : il ne lui restait que trois heures de survie, il était plus que temps de le remplacer.

L'intervention s'est avérée plus facile que prévue initialement. »

Il nous rappelle d'emblée le risque majeur de rejet un peu comme s'il se sentait obligé d'émettre un bémol : il ne peut se porter garant en cas de problème à venir.

Il ne nous accorde pas de profiter de la joie que nous offre l'instant : pour nous, elle est en vie !

C'est ce qui nous importe.

Dans la voix de ce professeur, tellement de fierté personnelle.

Il n'est pas simplement content de nous annoncer que l'intervention est une réussite : c'est lui seul qui est au sommet du podium, la coupe en or est bien entre ses mains !

Il est tout simplement fantastique !

Nous ne pouvons que l'acclamer !

Mes pensées sont maintenant confirmées : Pauline n'était qu'une potentielle victoire à mettre à son palmarès.

Ce professeur est peut-être un technicien hors pair, il a changé la pièce défaillante du moteur.

La voiture a redémarré avec brio, peu lui importe qu'elle soit définitivement tombée en panne quelques kilomètres plus loin.

En effet, c'est ce même professeur qui, fin avril, se gargarisera dans la presse écrite :

« *Malgré la situation Covid excessivement difficile à gérer mon équipe a réussi cinq greffes de foie durant ces deux derniers mois.* »

Comptait-il la greffe de notre fille comme l'un de ses succès ?

La journée du lendemain se termine.

Visites interdites. Règles Covid. On accepte.

On applaudit même.

Inutile de faire prendre à qui que ce soit des risques supplémentaires.

Nous sommes fourbus d'avoir fait les cent pas devant cet hôpital.

Cela ne changera rien à ta douleur, ni à ton manque, ni à tes questionnements que de nous savoir de l'autre côté du mur.

Cela ne changera rien à mon état d'esprit, ne modulera pas mon inquiétude.

Sans doute, cela ne fera même qu'accroître mon sentiment d'impuissance.

Comme malade, je ne les connais que très bien ces sensations par lesquelles tu passes, ma fille.

Ces douleurs ingérables qui vont te réveiller.

Cette impression que tu auras plus d'une fois de mourir.

Ta vie suspendue, ton corps relié par d'innombrables tubulures à une quantité affolante d'appareils.

Ce tuyau dans la bouche qui t'empêche de communiquer ton mal-être.

Cela ne changera rien... pourtant nous restons là.

Espérant grappiller une information, espérant qu'une porte s'entrouvre, espérant qu'il y ait un peu de compassion parmi ce balai incessant de médecins faisant fi de notre présence.

Ils savent tous que nous sommes là dans l'expectative.

Peu leur chaut.

Aucun contact, pas de nouvelles, silence total.

Toujours avec cette crainte de déranger, Dominique réalise une tentative d'approche du docteur Molfetta

« Elle a perdu 9 points de bilirubine, c'est donc bon. Si ça continue elle sortira demain des soins intensifs »

C'est bref, synthétique, qu'importe !

Cela suffit pour nous remplir d'Espoir.

L'attente ce vendredi nous semble bien légère car nous sommes portés par la promesse que tu seras bientôt en chambre, l'espoir de pouvoir t'approcher.

Le moment arrive enfin, Michele m'offre d'aller à tes côtés. Une seule visite est accordée.

Le choc : je suis tétanisée l'espace de quelques secondes.

Toi, si robuste, tu geins sans discontinuer.

Je te caresse, te parle, te rassure, te rafraîchis.

Rien, rien ne te soulage.

Impuissance totale de ma part devant ta douleur.

Les hommes de la famille sont tous là derrière la vitre. Spectateurs désabusés devant un spectacle auquel personne ne s'attendait.

Tu t'en rends compte, tes larmes coulent. Silence.

Michele semble soulagé de me savoir, moi l'infirmière auprès de toi......

Pourtant, si seulement il savait comme je n'ai d'autre envie que de fuir, moi la maman.

Je me sens lâche.

L'hôpital semble saturé par la Covid, de nombreuses normes de sécurité s'imposent.

Dix minutes, pas une de plus auprès de toi ne m'est accordée.

Je t'en fais part, tu acquiesces, résignée.

Les mots ne semblent pas vouloir se mettre sur papier pour retracer cette journée qui a dû être interminable pour toi. J'en ai honte au regard de ce que tu as vécu.

Michele a eu l'accord afin de rester auprès de toi, pour un bref moment aujourd'hui.

Ta douleur est toujours aussi importante.

Il nous informe que tu dois faire des examens complémentaires en urgence.

Enfin nous avons une doctoresse au téléphone, claire, disponible, au discours transparent, vrai comme nous le voulons : tes résultats sanguins sont très préoccupants... nous passons de l'espoir à l'inquiétude profonde.

Branle-bas de combat du côté de l'équipe médicale.
On nous demande de scanner en urgence les résultats retraçant ton historique médical.
Nous sommes préoccupés par ce que nous percevons comme l'amateurisme de la part de nos interlocuteurs.
Tout devrait déjà être en leur possession depuis le jour de ton entrée à l'hôpital, visiblement ton dossier n'a pas suivi entre les trois hôpitaux.
Nous n'en faisons pas acte, notre priorité est de répondre au plus vite à leur demande, pas de leur montrer qu'ils sont de mauvais élèves.
Nous exigeons un feed-back de l'hématologue.

Qu'en est-il de tes frères ?

Ce soir, Clément doit repartir vers la Belgique, sa confiance en la vie nous épate : *« Tout va bien aller. »*

Il nous protège.

Victor peut se permettre de rester quelques jours encore.

N'avoir personne à ton écoute, personne pour prendre en considération ta souffrance était pour toi une épreuve de plus.

Ce matin tu m'appelles, tes douleurs n'ont fait que s'accroître au cours de la nuit, à cela vient s'ajouter la peur croissante qu'en fermant les yeux tu t'endormes à jamais !

Je te connais, je sais que tu es quelqu'un d'intransigeant avec toi-même, quelqu'un de résilient, tu es clairement au bout de tes réserves.

Heureusement, le docteur Trebonio est joignable ce dimanche matin ; il admet que certains médicaments font pénurie à l'hôpital.

Il nous propose de nous procurer le traitement en pharmacie :

« Donnez-le-lui et cachez-le dans sa chambre »

Quelle situation ridicule !

Nous courrons te l'apporter, il est midi.

Nous sommes vraiment dans un mauvais film !

Le peu de notion en pharmacologie que j'avais, me confortait dans l'idée qu'il était possible de t'aider diversement afin de gérer ta souffrance.

J'ai alerté l'infirmier qui m'a répondu que c'était tout à fait normal d'avoir de telles douleurs peu de temps après l'intervention.

Le chirurgien n'a pas daigné se déplacer, ni pour évaluer ton état clinique, ni pour prendre en compte mon inquiétude.

J'ai attendu vainement l'anesthésiste, la deuxième équipe d'infirmiers.

C'était un réel parcours du combattant que d'essayer de trouver quelqu'un qui soit apte à prendre action...

Jusqu'à ce que toi-même tu me dises : « *Laisse tomber maman* ».

Je ne pouvais cependant me résoudre, en tant que maman à retourner à la maison en sachant que mon enfant souffrait de la sorte.

Je suis restée dans les jardins de l'hôpital ; dès qu'un changement d'équipe s'annonçait, j'essayais à nouveau d'entrer dans le service.

Peu m'importait alors qu'ils me refusent plusieurs fois l'accès à ta chambre.

Peu m'importait alors qu'ils jugent mon comportement envahissant.

Peu m'importait de surcroît de me faire humilier, en me laissant entendre que tu étais quelqu'un de fragile.

Cela ajoutait à ta souffrance physique, une souffrance morale. Après de nombreuses heures, j'ai appris que le problème était résolu et qu'ils étaient « désolés » que la pompe à morphine n'ait jamais fonctionné depuis l'intervention ! La morphine, cette molécule oh combien salvatrice pouvait enfin agir !

Ce traitement allait te permettre de pouvoir t'endormir sans peine, effaçant, l'espace d'un instant la profondeur des marques que laisse la douleur dans chaque micro-parcelle de ton corps.

Tes résultats sanguins sont alarmants, tu présentes une hémolyse importante.

Il est question de te transfuser mais compte tenu de la Covid le sang vient à manquer.

L'hôpital fait appel aux donneurs, ton papa se précipite, il tente de faire un don de sang nominatif.

Ce sera cette année ton cadeau d'anniversaire...

nous sommes le 16 mars, tu as 28 ans aujourd'hui.

Le chirurgien de garde va me recevoir : enfin un répondant !

Il m'importe de connaître le bien-fondé de toutes ces échographies, ces scanners... est-ce une procédure normale à la suite d'une greffe ?

Il confirme mes craintes, tu as un hématome de paroi et ils doivent contrôler le risque hémorragique...

Tu m'exposes à ton tour les faits : dès ta sortie de salle d'opération, alors que tu commençais à t'éveiller, des douleurs atroces et saignements importants ont conduit à ton retour au bloc opératoire.

« Lors de notre conversation après l'intervention,

vous vous êtes bien gardé, professeur Vertice, dans votre triomphalisme exacerbé de faire figure d'honnêteté en nous disant qu'effectivement il y avait eu un problème en post op immédiat et que vous avez dû intervenir une deuxième fois ! »

La main de l'homme n'est pas infaillible cependant ne pas jouer la transparence en de telles circonstances jette un voile de brouillard sur la confiance que nous portons à toute l'équipe.

Tu sais ton immunité faible.

Tu sais ta vie en danger.

Depuis trente minutes, tu attends dans la salle d'échographie.

Tu es seule, dans le froid, abandonnée sur ton brancard.

Tu m'envoies cette photo de tes blessures mises à nu, de ces plaies béantes d'où sortent les drains.

Le technicien avait enlevé le pansement avec les mêmes gants dont il s'était servi pour ouvrir les portes, manipuler le brancard et palper les pourtours de la cicatrice.

Le stress est palpable dans ton message. Je t'appelle.

L'infirmier s'est absenté un moment pour gérer un problème technique sans t'avoir donné au préalable aucune autre information.

Ce sera l'unique fois ou je t'entendrais pleurer.

J'essaye de te rassurer au mieux.

Je ne suis cependant pas convaincue par mes paroles de réconfort : elles n'ont rien sur quoi s'appuyer.

Toi non plus.

Tu n'y crois pas. J'en suis consciente.

Les bilans sont en dents de scie, Dominique et Michele se raccrochent à chacune des valeurs positives qui laisse un espoir de guérison et de réussite de la greffe.

J'essaye de rentrer dans leur logique. Je n'y arrive pas.

Je fais semblant.

Je donne le change, non-stop. Malheureusement, je sais.

La lecture d'une seule valeur isolée ne peut être prise en considération : le tableau global reste alarmant.

Je demeure positive.

Je garde confiance en la vie, en toi ma fille : tu es juste hallucinante de ressources.

La vidéo que tu as envoyée ce matin me le confirme.

Tu remercies tes amis pour leurs messages reçus à l'occasion de ton anniversaire.

Tu remontes le moral de toute la famille : *« Je vais mieux et compte vous revoir tous bientôt. »*

Je ne permets au doute, au négativisme ou peut-être au réalisme, que la possibilité d'envahir mes nuits.

Je suis seule.

Cela me rendrait faible d'avoir un échange objectif avec nos amis médecins ou infirmiers.

Je ne peux me le permettre ni pour toi, ni pour Leila, je me dois de la protéger de mes états d'âme.

Je suis cependant bien consciente que le scénario catastrophe est réel et nous nargue.

Aucun rappel ne m'est nécessaire.

De prime abord, tu as toujours eu un côté assez imposant.

Une tête « bien faite » certes mais surtout bien vissée sur les épaules.

Un regard bienveillant mais tout aussi résolu.

Une femme avec des idées bien précises de ce que doit être la vie, surtout ta vie.

Je me souviens de cet été là, tu voulais acquérir de l'expérience, une ligne en plus sur ton CV, tu t'étais débrouillée pour obtenir un stage à New York, dans une agence onusienne.

La réalité fut bien différente de celle à laquelle tu t'attendais : tu es restée enfermée dans un bureau pendant les deux mois d'été à rédiger un document sur les violences infligées aux femmes pendant le conflit syrien.

C'était ton choix : tu étais une bosseuse, tu étais déterminée, tu savais où tu voulais aller et comment tu devais t'y prendre pour y arriver.

Toutes les incohérences auxquelles tu dois faire face dans ce milieu hospitalier t'interpellent grandement.

Bien souvent tu ne reçois en retour à tes questionnements que de la « non-considération. ».

Au mieux, un certain argumentaire laissant derrière lui tant de brèches ouvertes sur des problèmes non résolus.

L'hôpital est engorgé, les urgences Covid s'enchaînent à une vitesse effrénée.

Les équipes sont débordées, cependant ils ont pu évaluer les jours précédents notre sérieux concernant les règles et notre discrétion.

Ils voient maintenant en nous des alliés.

J'ai la chance d'être infirmière, trois heures de bonheur auprès de toi aujourd'hui.

Ma présence allège un peu leur travail : je suis là pour les soins, pour t'aider à ta toilette.

Le temps est suspendu. Un cadeau.

Faisant de nombreuses pauses en visualisant les vidéos, nous partageons les progrès de Leila.

Le médecin t'a informée ce matin que malgré les transfusions d'hier tes résultats sanguins ne se sont pas améliorés.

Je te guide de mon mieux afin que tu parviennes à te projeter dans du positif !

Difficile de ne pas penser à cette menace planant sur toi :

ce possible rejet de greffe.

Ton papa attend avec impatience la visite de cet après- midi !

Cela fait une semaine qu'il n'a pas pu t'approcher.

En écrivant cette ligne, je bute à nouveau sur un « Si ».

Si seulement vous aviez su que ce serait votre dernier moment privilégié à deux...

Bonheur absolu pour ton papa comme pour toi !

Vous voulez au plus vite me le partager, presque simultanément je reçois vos deux messages vocaux.

Tu m'y exprimes combien tu te sens sereine d'avoir pu à nouveau argumenter de la situation dans le monde avec lui. Tu regardes vers l'avenir même si tu es consciente qu'il te faudra envisager ton travail de façon différente.

Son message à lui est un porteur d'espoir vrai.

Il t'a trouvée faible, très faible mais muc par la détermination. Cette allégresse me pousse en cuisine ; cela fait plus d'un mois que nous n'avons plus mangé de repas équilibré, assis à table.

Il est peut-être temps de ne plus se contenter d'un bout de pizza « al volo ».

Voilà qu'il ouvre la porte de notre maison, son visage parle de lui-même.

L'illusion de la fête n'a duré qu'un bref moment.

Pour lui : cinq mètres, trois secondes au plus... Il a croisé en sortant le professeur Vertice.

Propos durs, anéantissant : Pauline va mal.

« La cytolyse reprend, cette putain de maladie n'est pas sous contrôle, on se donne jusqu'à demain.

Mercredi sera une journée déterminante ».

Il le laisse là en plan, comme un enfant qu'on abandonne sur le bord de la route : hagard.

Cela ne lui aurait coûté que peu d'efforts, pas pris plus de temps que d'essayer de recouvrir d'un peu d'humanité les faits.

Discours d'une violence insoutenable, inutile.

« Il faut libérer des lits en urgence. ».

Le message est clair.

Les médecins décident de te changer de structure hospitalière ce matin : *« Les risques liés à l'intervention semblent éloignés toutefois le nouveau foie assure de moins en moins bien ses fonctions »*

Voilà comment ils justifient ton transfert : tu dois retourner dans un service d'hépatologie classique.

Tu as de la température. Tu es paniquée.

Nous sommes prisonniers de cette impression effroyable que l'on abandonne notre fille dans un tourbillon d'examens qui ne mènent à rien, que du temps est perdu sans ligne de traitement définie, que les médecins y vont à tâtons... un peu à droite, un peu à gauche.

À nouveau une transfusion est envisagée.

La dernière s'était avérée un échec.

Cette décision crée des polémiques car pour certains cela aggraverait ton état.

Au sein de l'équipe chacun réagit différemment, une sorte de frayeur se ressent face à notre détresse, à notre consternation.

Se rendent-ils compte que la bataille se perd ?

Les médecins te demandent de faire confiance, de ne pas suivre « La météo de tes résultats sanguins » tandis que quelques-uns d'entre eux n'ont de cesse que de te marteler : *« Les résultats ne sont pas bons »*

Tout est valable : la loi du silence autant que celle du mensonge.

C'est malheureusement ce à quoi se résume aujourd'hui ton existence.

Nous savons combien il t'importe de comprendre ce qu'il t'arrive, d'entendre ce qu'on attend de toi, de savoir vers où tu vas, pour être plus forte et accompagner ton corps.

Eux, que savent-ils de ce que tu es vraiment ?

Tu te sentais comme un numéro et nous comme des parents envahissants.

De nous, ils attendent que nous acceptions et soyons confiants.

Mais comment l'être et le rester devant toutes ces incohérences ?

Ce manque de transparence ?

Avoir quelques cartes de plus en main aurait pourtant pu nous apporter plus de conviction, de respect.

Communiquer est selon moi, un atout complémentaire mais majeur sur le chemin de la guérison, de l'acceptation de la maladie, un élément clef pour un traitement efficace.

T'aider à lutter ? Non, c'était en toi !

Ta force, ton courage, ta détermination, resteront à jamais, pour tous ceux qui t'ont côtoyée, une leçon de vie.

L'énergie que je t'ai vue mettre dans ce combat malgré la souffrance à laquelle tu étais confrontée, est pour moi comme un dopant pour maintenant aller de l'avant.

Promis fille, je ne vais pas m'arrêter là !

J'essaierai de comprendre pour toi, j'essaierai de faire entendre ta voix.

Laisse-moi comme première étape terminer ce récit.

Sois convaincue, que tes parents sont là, toujours présents à toi et pour toi.

Nous continuerons à te faire vivre à travers nos témoignages, à travers notre action quelle qu'elle soit.

C'est un long chemin qui nous attend, nous cherchons la meilleure route à suivre.

Finalement tu es de retour dans cet hôpital que tu as quitté avant la greffe, il est dix-sept heures.

Il aura fallu un jour et demi entre la prise de décision et la mise en action de ton transfert.

Nos référents médicaux sont au repos.

Entre quelles mains est ton dossier aujourd'hui ?

Quels sont les changements dans ton traitement ?

Bruits de couloirs, échos de Pauline...

Manifestement les résultats ne sont pas bons personne ne nous en informe.

Omerta du personnel soignant.

Pauline m'appelle : « *maman, j'ai peur* »

Moi aussi j'ai peur maintenant, à qui me confier ?

Dominique se laisse rassurer par l'appel du docteur

Trebonio vers dix-huit heures : quelques valeurs semblent avoir évolué en positif, il propose un nouvel angle d'attaque.

Cela ne semble être pour lui plus qu'une question de temps, de dosage de médicaments... et de confiance.

Ce vent nouveau me paraît aussi frêle que l'espoir qu'il contient.

Cette seringue remplie de sérum physiologique posée sur la table de nuit sans même une protection stérile me nargue dès mon entrée en chambre.

Elle m'horripile.

Un oubli ? Je ne peux le croire !

Je suis furieuse devant ce manque flagrant de professionnalisme : les règles d'hygiène et d'asepsie de base ne sont absolument pas respectées.

Cette seringue est censée rincer la tubulure présente dans la veine jugulaire avant chaque introduction de médicaments, elle sera manipulée plusieurs fois en une journée, autant de risques accrus de contaminations.

« S'il te plaît maman, ne te mets pas mal avec l'équipe, c'est moi qui suis dans le lit ! Tu ne vas quand même pas leur intenter un procès ? »

J'en parle au docteur Trebonio.

Voyant l'aberration dans mon regard, il ne peut qu'acquiescer et agir.

Il sait que je sais.

Lui qui a travaillé en Angleterre et à l'étranger possède de nombreux points de comparaison.

Un grand travail d'éducation et de formation de toute une équipe s'avère nécessaire.

Mon intervention semble avoir été quelque peu prise en considération : gants, masques, blouses stériles seront à partir de ce moment, de nouveau indispensables pour pénétrer dans ta chambre... trop tard sans doute.

Michele reste auprès de toi autant qu'il peut.

Outre sa présence indispensable à tes côtés... cela lui permet d'être garant du respect des règles !

Tu es de retour dans ce service depuis hier après-midi...
ils auraient pu me semble-t-il anticiper.
Tous à ce stade devraient être alarmés : tes défenses immunitaires sont en chute libre et tu présentes de fortes fièvres.
De nombreux prélèvements sanguins sont réalisés pour trouver l'origine de l'infection.

Le laborantin t'explique que bien souvent elle vient de la voie centrale placée dans la veine jugulaire.
Ironie du sort... il est bien temps qu'ils prennent des précautions !

« Un procès non, ma fille ! Je ne suis pas une guerrière de ce type. »

Cependant, si la lecture de ce récit, pouvait offrir de se poser les vraies questions, les bonnes questions !
Si pour un tant soit peu, la conscience de tout un chacun quelle que soit sa profession pouvait être ébranlée, peut-être ton combat aurait-il alors un semblant goût de victoire.

Visite à l'hôpital, hors du temps, hors du réel cet après- midi.

Du couloir nous pouvons voir le soleil qui sort par la porte de ta chambre entrouverte.

Le docteur Trebonio assis à côté de ton lit nous paraît comme un ami de la famille.

Peut-être même a-t-il sa main posée sur la tienne...

Un tableau humain s'offre à nous.

Son visage empli de compassion.

Le tien d'abattement, de tristesse.

Il lève la tête, son sourire se veut rassurant mais ne me trompe pas, j'y lis son impuissance auquel s'ajoute un soupçon de fatalisme.

Nous te quittons, les médecins nous ont convoqués.

Nous patientons, côte à côte figés de corps, de mots, de cœurs, le voilà au bout du couloir cet escadron de blouses blanches, stéthoscope au cou en guise de médaille, propageant sur leur passage un mutisme certain.

Ils sont ceux « qui savent », ceux qui « décident », ceux ont tant de pouvoirs, également celui réduire en une fraction de seconde tout espoir à néant.

Il fait nuit maintenant.

Nous savons tous que le traitement qui a lieu en ce moment est délicat.

C'est l'unique, le dernier.

Le résultat de cette plasmaphérèse sera décisif pour la suite.

Une seconde greffe est envisagée, nous l'apprendrons par la suite.

Je suis exténuée par ces semaines de stress intense,
mon corps, mon cœur en lambeaux mais je ne le sais pas,
ne les écoute pas.

Je vis en permanence avec la tête à la surface de l'eau.
Je ne trouve pas le sommeil, ne le cherche pas.
Je veux seulement veiller pour être encore plus en fusion avec toi, que tu reçoives mon énergie pour continuer à faire face dans ce combat de la dernière chance.

J'aimerais tant pouvoir te glisser à l'oreille mes mots de maman, qu'ils continuent à te porter.

J'aimerais que tu sois convaincue, après avoir gagné cette bataille que même dans ta vie d'adulte, tu pourras toujours continuer à me tenir la main pour traverser les moments les plus difficiles.

J'aimerais être dotée de pouvoirs magiques afin d'effacer ta tristesse d'une simple caresse sur ta joue.

J'aimerais rester persuadée que la vie est juste et que si tu es une bonne personne, elle le sera toujours avec toi.

Il m'importe que cette vie me donne raison afin d'avoir la foi pour faire passer ce message à mes enfants et petits-enfants.

Je ne sais plus...

Ni en quoi, ni en qui je crois. Je ne sais plus...
Ni en quoi, ni en qui je dois croire.

Je viens de poser Leila dans son petit lit, elle s'est endormie dans mes bras ce soir, ce qui est peu habituel.

Elle perçoit certainement ma tristesse et mon extrême fatigue, elle s'endort sa tête posée contre ma poitrine.

Je t'envoie une vidéo en espérant que d'entendre sa respiration apaisée t'aidera à trouver un peu de sommeil.

Je ne sais si je fais bien.

Je ne sais si ce n'est pas contreproductif.

Si je ne soulève pas en toi plus de tristesse et de questionnements plutôt que de t'aider à trouver de la sérénité.

Je m'étends à côté d'elle à la place où tu devrais normalement être : dans ton lit, dans ton appartement, à côté de ta petite fille.

Michele est auprès de toi, vaillant.

Ton papa est à la maison en état de désespoir absolu, nous n'avons même pas nos bras pour nous consoler l'un l'autre. C'est son anniversaire aujourd'hui.

Samedi 21 mars.

« Bonjour maman. Appelle-moi quand tu peux. »

Simplement cette ligne à mon réveil ce : *« quand tu peux.»* Tellement toi, ce souhait de ne pas être un poids pour quiconque.

Ce souci constant de ne déranger personne.

Mais Pauline, tu es notre priorité, notre urgence !

Quelle que soit l'action à mener, le lieu, l'horaire, nous sommes prêts pour toi.

Cette force qui irradie de toute ta personne dans ce combat que tu mènes depuis des semaines nous porte.

La fatigue attendra.

L'inquiétude ? On l'a adoptée.

Le stress ? On l'a dominé.

Ta nuit de veille a été longue, cette plasmaphérèse très difficile à supporter.

Je te sens à bout, physiquement épuisée.

Cette alternance entre avoir ton corps glacé, puis bouillonnant, ce corps endolori en tous points... que je ne saurai ni ne pourrai décrire : trop cruel pour mes yeux de maman.

Tu me demandes de te procurer des glaçons pour calmer tes maux de tête mais aussi des vêtements chauds et confortables.

La plasmaphérèse est planifiée un jour sur deux : c'est un traitement lourd.

Ce délai permet aussi d'avoir le recul nécessaire afin d'observer la réponse de ton corps à ce traitement.

L'équipe médicale a programmé à nouveau ce matin une biopsie du foie puis on t'accordera un peu de répit.

Tu as de la fièvre, une très mauvaise coagulation, je sais ta vie en danger.

Ce danger est accru par la réalisation de cet examen.

J'ai avancé ces arguments à l'équipe médicale.

Ils ont insisté et réalisé hier une première tentative.

Tu devais être transférée en ambulance dans un autre bâtiment pour réaliser cet examen.

En nous garant ce matin devant l'hôpital, nous avons la certitude de t'apercevoir sur cette civière : oui, c'est bien toi qui es embarquée dans l'ambulance.

Comme une folle, je bondis hors de la voiture pour aller tambouriner à la porte :

« *Go Pauline, Go !*

On est avec toi, on est là, on t'attend ! Rassemble tes forces, ça va aller ! »

Tu as attendu deux heures dans un couloir glacé, luttant contre la fièvre.

Toi qui avais une immunité si faible déjà, tu as croisé des patients atteints de la Covid sans aucune protection.

Tu as été installée sur un lit de salle d'examen pour attendre encore, encore et encore et t'entendre dire pour finir :

« Désolés, Mademoiselle, nous n'avons pas reçu les bons kits pour faire l'examen.

Nous vous remontons en chambre. »

Ne me demandez pas où est l'humain dans cette histoire encore moins le professionnalisme.

Mais nous en tant que parents ?

Pouvons-nous être autrement que désolés ?

Nous devons rester calmes, polis, mesurés dans nos propos et confiants dans les leurs.

Combien de portes fermées au nez ?

Combien d'humiliations tues, combien d'actions refrénées, parce que ce n'est pas que le bien-être, mais la vie de notre fille qui est entre leurs mains.

Aujourd'hui, ils tentent à nouveau cet examen : je ne peux que me raisonner, s'ils le réalisent malgré tous les risques encourus, c'est qu'ils ont bon espoir et ton accord.

J'arrive ma fille.

J'ai hâte d'être près de toi. Hâte de ne plus te quitter.

Ma décision est prise, je n'en peux plus de te savoir passer des nuits blanches dans la souffrance.

Je ne supporterai pas une fois de plus ce message vocal en pleine nuit *« maman j'ai peur »*.

Ce n'est pas un caprice d'enfant, c'est un message de détresse d'une adulte qui sait vers où ce chemin risque de la mener.

Une adulte mais ma fille !

Je resterai à tes côtés, de jour comme de nuit, covid ou pas, que m'importe !

Je me sens mue par une force inébranlable.

Je te fais part de mon projet.

« Je ne pense pas que ce soit une sage décision maman, je te saurais inconfortable.

Je préférerais qu'ils trouvent eux-mêmes la solution ! »

Je tourne comme un lion en cage, en rassemblant quelques effets personnels à la maison.

Je n'arrive pas à regrouper mes idées.

Mon cerveau est déconnecté : que cuisiner pour ton papa et Louis ?

Comment organiser le relais pour Leila ?

Je me rends compte que c'est une peur terrifiante qui me cloue sur place et m'empêche d'avancer.

Je comprends.

Je refuse. J'accepte. J'anticipe.

Je suis finalement en route, je t'avais promis d'être là quand tu aurais terminé ton examen.

Je n'y suis pas, tu m'appelles, ce n'est pas ton habitude,

je te sens stressée, fâchée, inquiète.

J'accours, une tisane chaude à la main, il est dix heures.

Un visage de marbre m'attend, un visage que je ne te connais pas.

Tu es debout dans la chambre à côté de ton lit :

« *Maman j'en ai marre, ils ne m'ont pas donné les antibiotiques de la nuit, ça va encore faire retarder mon retour à la maison.*

J'ai envie d'être avec Leila. »

Je pare au plus urgent.

Du concret, du matériel...

Je dois gagner du temps, être dans l'action me permet de penser pour mieux poser mes mots.

Je vais au contact des médecins, au plus vite pour parler de ton traitement.

De retour en chambre, je te vois, là, debout, grelottante, tu tiens à peine sur tes jambes.

Tu essayes d'avancer à petits pas pour aller vers la salle de bains et faire ta toilette.

« *Il faut collecter mes urines maman.* »

En infirmière attentive, je le fais.

C'est en posant cet acte que je commence à réaliser :

tes urines sont noires, tu as mal, ton corps n'est que plaies et souffrances.

Je ne veux surtout pas te contrarier, ne pas t'énerver, ne pas t'alarmer, je me contrôle.

J'espère que mon visage ne me trahit pas.

Tu me devines en général si bien.

« *Va leur dire que je fais une infection urinaire en plus de tout, j'ai le corps en feu.* »

Je cours à nouveau demander à l'infirmière non pas quelque chose pour te soigner cette fois... mais au moins te soulager.

L'équipe est gentille, trop gentille, fuyant mon regard...

Je continue à réaliser !

« *Ne crois-tu pas que ce serait mieux aujourd'hui que je t'aide à faire ta toilette au lit ?* »

Pour une fois, la seule et unique fois, tu me dis oui, tu te laisses aller, tu me fais confiance.

Mes mains se doivent d'être patience, douceur, bienveillance.

Ma bouche n'est qu'impuissance à trouver les paroles justes.

Je t'offre de mettre mon chemisier en lin bleu éclatant comme le ciel ; aujourd'hui c'est le premier jour du printemps.

Tu me regardes droit dans les yeux, je n'y lis rien d'autre que de la résignation :

« Maman, je crois que c'est fini. Aujourd'hui c'est mon dernier jour. »
Ni larmes, ni cris d'injustice.

Tout juste nos regards échangés... je ne peux fuir le tien, tu ne veux fuir le mien.

Tes paroles hurlent en moi, mais en parallèle une voix plus forte me murmure : *« écoute-la »*.

Mes sens sont inhibés, mais la réalité du moment prend le dessus.

Tu saignes, ton bras, ta jugulaire, tu n'es qu'une plaie : vite, un médecin, de la glace, un pansement compressif...

Le calme est maintenant revenu autour de nous.

« Maman, je vais mourir aujourd'hui. »

Par deux fois tu me l'auras dit.

Je te crois, tu le sais, je le sais.

Je ne peux te contredire. Je ne peux parler.

Je ne peux penser.

Je ne peux plus qu'« être » à tes côtés, t'aimer par mon regard.

À ce moment, j'aurais dû peut-être te crier de te battre encore... mais qui suis-je ?

À quel titre aurais-je su mieux que toi ?

« *Tu crois que si j'avais été hospitalisée en Belgique, ils auraient pu me sauver ?* »

J'aurais dû, pu penser, trouver les bons mots, des mots quels qu'ils soient en tout cas.

Rien.

Ne pas lui mentir.

Ne pas lui faire regretter. Ne plus la laisser espérer.

Il faut que mon discours soit dans le vrai.

Non, il n'y aura aucun discours : aucun schéma rationnel ne prend place dans mon cerveau.

Aucun mot ne sort de ma bouche : il n'y a rien à ajouter.

Il me faut aussi agir maintenant.

Une action, une seule : prévenir ton papa.

Vous ne pouvez vous quitter sans au revoir.

Mon écran me notifie bon nombre d'appels de sa part,

son angoisse doit être totale !

Je ne peux lui parler devant toi.

Un message écrit ? Non ! C'est tellement injuste et fuyant de ma part.

Il mérite tellement plus cet homme, lui qui pour chacun de ses enfants depuis toujours est là.

Si vaillant, si présent, si aimant.

Il mérite tellement plus au moment où la terre est prête à s'ouvrir sous ses pieds qu'un laconique :

« Viens vite, je ne sais combien de temps... »

Le docteur Trebonio l'a contacté :

« Les tests sont moins bons, l'état de Pauline s'aggrave. »

« Faut-il penser à accompagner différemment notre fille maintenant ? »

« Mais non, Monsieur, vous n'y pensez pas ! »

Il est midi.

Ton papa et Michele sont en route.

Je suis auprès de toi, personne, le vide, le néant.

Sidération totale lorsque je comprends, sans que personne ne me le dise.

Personne d'assez courageux dans l'équipe pour confirmer mes pensées ou pour les infirmer.

« Foutez-lui la paix ! »

Voilà ce que j'ai envie de hurler à tout ce personnel médical qui est là à tourbillonner sans arrêt autour de ton lit.

Prenant tes paramètres, te pinçant en essayant de te stimuler et de juger de ton état de conscience.

« Conscience ? Arrêtez donc de vouloir vous donner bonne conscience.

Simplement pour pouvoir vous dire : « J'ai fait ce qu'il fallait jusqu'au bout. C'est le protocole. »

« Vous ne comprenez donc pas ?! »

« Ma fille qui est là devant nous dans ce lit va mourir.

Elle le sait, me l'a dit. »

« Je le sais, il ne m'est plus nécessaire d'attendre une confirmation de quiconque.

Ce n'est pas simplement mon cœur de maman qui me l'indique mais toute mon essence, chacune de mes cellules. »

« Elle veut un semblant de paix, de sérénité, de confort pour pouvoir arrêter de lutter contre ce feu en elle !

Accordez-le-lui !

Au moins ça... seulement ça... plus que ça ! »

Du respect enfin.

Tu sembles paisible, tu somnoles.

Je quitte la chambre pour parler à tes frères.

Ils sont furieux contre moi : je dois lutter encore pour toi, je ne peux me résigner.

Ils sont furieux contre les médecins : ils ne peuvent baisser les bras maintenant, ils doivent continuer le traitement commencé hier.

Ils comprennent l'urgence :

« On arrive maman ! »

Les billets d'avion pour Spazza sont achetés, les frontières sont heureusement encore ouvertes.

Il est treize heures, le téléphone vibre dans ma poche :

« *Mam..., passe-nous Pau s'il te plaît* »

Petit signe de ta main en retour, impossible.

Je leur propose de réaliser un message vocal.

Mais comment en créer un tel que celui-là ?

Comment choisir les mots justes pour dire au revoir à sa sœur qui part, quand on l'aime profondément et que l'on sait que l'on risque de ne plus jamais la revoir ?

Comment concentrer en quelques phrases une vie de complicité ?

Comment accepter qu'elle soit là, entende, mais risque de nous quitter pour toujours ?

Cela ne se peut pas : ils continuent à t'encourager, sans pouvoir te toucher, sans même pouvoir échanger leur amour dans un regard : ils sont brillants.

Tout est dans ce : « *Nenette, bats-toi !* »

Nenette, c'est certainement le plus symbolique de tous tes surnoms, petite, ton papa et moi t'appelions Paulinette, imprononçable pour Victor, petite tête blonde aux gigantesques yeux inquisiteurs !

Sa sœur... son idole, déjà alors !

Du haut de ses deux ans, il t'avait rebaptisée : *« Net... »*

Si tu ne répondais pas rapidement assez à son goût,

il te poursuivait et en courant, s'époumonait :

« Net...Nééééneite. »

Accord tacite dans la famille, ce petit nom t'est resté.

Il y a quelques mois, j'avais en face de moi une femme, puisque bientôt maman, en douceur je t'ai interpellée :

« *Peut-être faudrait-il que je t'appelle maintenant officiellement : Pauline* »

« *S'il te plaît maman, non ! Continue à m'appeler Nenette, quand j'entends Pauline, venant de toi, j'ai l'impression que tu es fâchée.* »

Comme de bien entendu, Leila s'était vue affublée très vite dès sa naissance du petit surnom de « Mini-Nenette ».

Ça coulait de source.

Un torrent de photos inonde mon téléphone :

souvenirs grandioses qui viennent bien compléter l'album que Louis a réalisé, posé là sur la table de nuit.

Tes frères : tes alliés et complices de toujours.

Tes soutiens absolus de tes idées les plus folles.

Tour à tour : trampolines ou armures.

Est-ce cela la toute-puissance de l'amour ?

Une ardeur qui porte les souhaits à la réalité ?

Un message vocal de leur part, pour moi cette fois :

« Continue, Maman, s'il te plaît continue ! »

« Parle-lui encore et encore... Glisse-lui à l'oreille tous ces beaux souvenirs de quand nous vivions à New York, montre- lui toutes les photos que l'on t'envoie. »

« Parle-lui maman s'il te plaît parle-lui, il y a urgence. »

« Parle-lui du lac, de tous ces étés, de ces moments de retrouvailles magiques dans notre maison. »
« Rappelle-lui toutes ces parties de jeux de société, apéro ou petites douceurs à la clé. »

« Parle-lui de cette fois où on a fait du catamaran ensemble, elle adorait tant, même si elle avait peur, elle riait aux éclats c'était vraiment chouette. »

« Conte-lui ces souvenirs magiques de notre dernier été sur l'Ile d'Yeu. »

« Porte-lui nos paroles de tontons, de cette joie immense que nous avons pu partager ensemble quand nous sommes venus la voir et admirer Leila à la maternité ».

Un des moments les plus intenses de ma vie de maman après la naissance de chacun de mes enfants restera sans doute à jamais le dernier acte que tu as posé.

Te voyant très faible, je t'ai fait entendre le message vocal de Victor et Clément.

Mots porteurs d'émotions tellement puissantes qui t'ont offert de trouver un dernier regain d'énergie.

Les yeux fermés, tu l'as écouté, a rassemblé le peu de forces qu'il te restait, tu t'es alors redressée, en posant les mains sur ta poitrine en forme de cœur, tu as soufflé dessus comme pour lui permettre de s'envoler vers eux.

C'était ton dernier message.

Ce fut le plus beau des cadeaux que la vie m'ait offert en partage : percevoir cet amour absolu qui peut unir frères et sœurs.

Pour tes frères, il y a urgence de te stimuler, de te garder auprès de nous.

Pour moi, il y a maintenant urgence de te guider avec ma voix sur ton dernier chemin.

Quel paradoxe !

J'aimerais tant que tu sois sereine, je n'en peux plus de te voir endurer ces souffrances, de te sentir entre lutte et tristesse, entre rester et partir.

Faite que tout s'arrête là, maintenant.

Tu souffres : encore et encore, sans arrêt tu mets la main sur ton cœur, tu l'enlèves.

Il bat à un rythme effréné.

Sans réfléchir, je t'accompagne.

Ma main se faisant la plus légère possible vient rejoindre la tienne.

Les bruits de la vie sont suspendus.

Je te souris, j'essaye.

Comme si tout allait bien, peut-être est-ce cela dont tu as le plus besoin au moment de partir : savoir que tout ira bien.

Tu es calme maintenant, tu écoutes.

Je me laisse aller à te conter avec le plus de détails possibles un endroit imaginaire où j'espère tu te sens bien.

Je t'offre à voix à peine audible un maximum de détails sur les lumières, la chaleur, les odeurs, les couleurs surtout...

La nature tient une grande place dans ton équilibre de vie, cela transparaît de façon intense dans toutes les peintures que tu réalises.

Dehors tous sont là.

Dehors tous t'attendent. Leila en tout premier.

Tu ne le sais que trop bien.

Pourvu que cette fusion des neuf mois, cette complicité déjà établie depuis cinq semaines reste à jamais gravée en elle.

J'y crois car c'est la même fusion qui a construit ce lien qui nous unit toujours aujourd'hui.

Je dois être à tes côtés maintenant, soutenue par cet amour inconditionnel qui me porte depuis la seconde où j'ai su que tu étais là, micro-graine lovée au creux de mon corps.

Je ne peux te détailler tous ces moments magiques de maman que tu m'as offert de vivre.

En y repensant aujourd'hui, une question me taraude : Aurai-je dû m'appliquer à cet exercice ?

Le réaliser avec détermination quoi qu'il m'en coûte ? Je n'ai pu y parvenir, je n'ai trouvé alors en moi aucune ressource.

Quand on est jeune maman tout s'apprend :

Le régime le mieux adapté à telle tranche d'âge.

Les bons gestes afin de soutenir son enfant lorsqu'il apprend à marcher.

Les paroles justes afin de le guider au mieux dans ses choix de vie.

Tout cela se transmet de génération en génération, c'est beau, c'est magique.

Mais pas cette situation.

Rien ne nous prépare à affronter un tel moment.

Rien en moi pour me conforter, pour m'indiquer si ma façon d'agir ou de communiquer est adaptée.

Rien pour me décrire comment accompagner mon enfant, toi, lors de son dernier voyage.

Je t'ai donné la vie, ce n'est pas dans l'ordre des choses que je sois là quand on vient te la reprendre !

C'est pourtant bien ma main qui est posée sur la tienne pour t'emmener « là-bas », vers cet endroit inconnu de tous.

Un seul but me porte : que tu ressentes la puissance de mon amour.

Qu'à travers ma tendresse tu reçoives celle de tous les gens qui t'aiment.

C'est tout ce qu'il me reste à t'offrir.

« On ne se trompe jamais quand on aime. » Paraît-il.

Nul ne pourra me répondre : je ne sais si j'ai trouvé les mots justes, ni fais ce qu'il fallait.

Tu es partie avec ce secret.

« Papa et Michele arrivent Pauline, j'espère que tu m'entends !
Ils sont là... »

Le voilà ton papa : en face de moi dans ce couloir d'hôpital.

Cela fait à peine 28 ans que te prenant dans ses bras pour la première fois, il t'a chuchoté merci à l'oreille.

Par ta naissance, tu nous offrais de passer du statut de couple à celui de famille.

Tu avais à peine ouvert les yeux qu'il te faisait mille promesses comme celle de pouvoir compter sur lui pour te protéger à jamais !

Lui qui t'a dit en premier *« Bienvenue dans ce monde »*

Est-ce qu'il sait que l'amour qu'il te porte doit maintenant t'aider pour dire *« Au revoir »* à ce monde ?

Est-ce qu'il sait qu'il va devoir réitérer sa première promesse mais la dernière que tu entendras, afin que tu nous quittes, convaincue que tu peux continuer à avoir confiance en lui ?

Est-ce qu'il sait maintenant que son dernier rôle de père sur terre est de te permettre de trouver un chemin de sérénité ?

J'essaye de sonder son cœur, est-ce qu'il sait ?

La parole est vaine, un regard seul suffit.

C'est un roc cet homme. Il rassemble son énergie.

Il ne me laisse voir aucune émotion. Il est prêt, il y va.

Michele a besoin de temps pour se recentrer avant d'entrer auprès de toi.

Il y a un peu plus de deux mois, il m'offrait ses larmes de bonheur intégral, de fierté profonde, de gratitude immense pour t'avoir aidée à mettre au monde votre fille.

Aujourd'hui il m'inonde de larmes de détresse absolue.

Je n'ai qu'une envie : avoir le pouvoir de dire « stop » pas pour moi mais uniquement pour lui et pour Leila.

Lui qui nous a tous tellement épatés ces dernières semaines.

Lui qui a été un vrai soutien pour toi notre fille, un papa exceptionnel pour la sienne tentant de combler le vide temporaire de l'absence de sa maman.

Maintenant il m'incombe de lui dire que tu l'attends.

Qu'il doit faire la démarche la plus cruelle qui soit, t'offrir cette ultime preuve d'amour : te donner son aval, t'offrir ses bras comme un dernier soutien afin de te permettre de partir.

Il te faut l'entendre de sa bouche, le ressentir de son cœur, recevoir de sa part une ultime fois la promesse de continuer la route que vous vous étiez tracée.

À son tour maintenant, il est prêt, il y va.

Tout n'est à ce stade que supposition et mystère.

Nous attendons...

Nous attendons, parents hébétés, devant l'hôpital.

Nous attendons ? Quoi ?

J'appelle nos familles en Belgique.

Nos parents, mon frère, afin qu'il les entoure au mieux pour cette ultime épreuve.

Pauline était la première petite fille de la famille, elle se sentait toujours un peu responsable de leur bien-être, sans arrêt aux petits soins pour eux, avec la parole juste au bon moment, pour les entourer.

Elle connaissait la douleur de mes parents : perdre un fils de 40 ans il y a 10 ans, perdre un fils de 50 ans l'an dernier.

« *Je suis désolée de faire mal au cœur à bon-papa et à bonne- maman une fois de plus.*

Ils ne méritent pas ça, eux qui ont déjà tellement souffert. »

Comment arrives-tu, juste avant ta greffe, dans le moment le plus cruel de ton existence à avoir cette maturité affective et émotionnelle de penser encore aux autres ?

Michele nous appelle.
Il souhaite que nous revenions près de lui.

Nous ne comprenons pas, nous ne nous comprenons pas.

Qu'est-ce qu'ils font tous là ?
Pourquoi ne disent-ils rien ?
Pourquoi partent-ils quand nous arrivons ?
Pourquoi faut-il t'enlever ce tuyau vital qui t'amène l'oxygène ?

Je m'assieds alors près de toi, je te regarde tendrement,
je continue à te parler, à te dire que je t'aime.

Les morts entendent encore paraît-il.
Les morts ? Ma fille ?
Ces deux mots-là ne vont pas ensemble.

Ne pas craquer.
Pas ici.
Pas maintenant.
Pas devant toi.
Tu es restée digne jusqu'au bout.

Je te dois au moins ça.

Je murmure simplement : *« Au revoir, ma Paulinette. »*

Te prenant le visage dans les mains, j'embrasse tendrement ton front, tente de te fermer les yeux ; mon dernier geste de maman : ultime preuve d'amour.

Il sera à jamais ancré en moi comme un rappel incessant de mon impuissance.

Pas un mot de plus, pas un cri, pas une larme.

De la libération...

J'ai honte de la ressentir dans mon corps, de le penser, encore plus de l'écrire aujourd'hui.

C'est pourtant cette sensation qui m'envahit et ce jusqu'au plus profond de moi.

Je n'ai plus mal de te voir souffrir.

À la seconde où tu es partie ma douleur s'est enfuie avec toi.

Cela faisait quatre semaines que mon corps était broyé, comme passé au rouleau compresseur.

Une souffrance comparable à celle des douleurs de l'accouchement mais sans l'aboutissement merveilleux qui te fait basculer d'une minute à l'autre d'une douleur profonde à une joie intense.

Merci.

J'espère que tu es partie en entendant ces mercis, de tes frères, de tes parents, de Michele.

Avant ta greffe, c'était comme pour toi une urgence de nous remercier pour tout ce que nous t'avions offert.

Ce serait maintenant à moi de le faire. Je ne peux.

Ces mercis sont présents dans mon silence.

Te les énumérer à voix haute serait comme mettre un point final à notre histoire.

Tout est dit dans *« je t'aime ma grande »*.

J'espère que tu l'entends encore.

Merci pour tout ce que tu m'as offert d'être et de partager.
Merci pour tout l'amour reçu.

Merci pour les secrets échangés et notre complicité.

Merci pour ma vie avec toi.

J'aurais dû demander à rester pour faire ta toilette, te cajoler, te caresser une fois encore... une dernière fois.

Guetter sur ton visage un signal de rires, tenter de capter un murmure persistant de mots, de promesses à venir. Sûrement je t'aurai brossé les cheveux à l'infini, afin que mon amour absolu au travers de mes mains t'aide peut-être, à t'envoler en douceur vers l'Au–delà.

Retour à la réalité.

« Il faut sortir de la chambre, vous pourrez revenir dans 20 minutes. »

Revenir ? Pourquoi ? Pauline n'est plus là.

Je vide ce lieu de tous ses effets personnels, comme dans un état d'extrême urgence afin de quitter au plus vite cet endroit maudit.

Réflexe ultime : je choisis son plus beau pyjama, celui qu'elle portait fièrement à la naissance de Leila, celui qu'elle avait reçu de sa grand-mère à Noël.

L'infirmière me regarde, cherchant les mots pour me dire :

« Là où elle va, elle n'en aura pas besoin. »

Je suis hors de cette chambre, les bras remplis de toutes ces parcelles de vie qui me raccrochent encore un peu à ma fille.

Ses vêtements qui portent tant de douleurs non dites.

Ce cadre avec à droite une photo de nous tous et à gauche de Michele et Leila.

J'ai envie de courir, d'échapper à cette scène, ne pas me retourner pour ne pas m'écrouler.

Mais tout me rattrape...

L'unique regard que je croise se détourne et m'évite.

Cette doctoresse d'habitude si prévenante, si chaleureuse, si soutenante.

Elle qui avait jusqu'aujourd'hui la même ritournelle au bord des lèvres « faites-nous confiance. »

Je l'attends cette parole bienveillante.

« Et maintenant ? On fait comment ? »

« On fait comment quand on vient de perdre un enfant ?

« Peut-être pouvez-vous nous guider, vous en qui nous avions mis notre confiance ? »

Rien : l'absence, le vide, la fuite.

Détrompez-vous.

Nous ne sommes pas mus par la rancœur.

Uniquement stupéfaits du manque d'humanité qui est venu s'ajouter à notre tableau d'anéantissement total.

Que Pauline soit encore là ou pas importe peu à ces équipes de soins, ces médecins, ceux qui l'ont côtoyée.

Cette histoire, son histoire ne les empêchera pas de vivre, de rire, de partager la vie de leurs enfants qui ont peut-être son âge.

Nous leur souhaitons de ne jamais être de l'autre côté de cette barrière, de ce mur.

Je n'ai aucune prétention concernant ce témoignage mais si le futur leur offre de lire ces quelques lignes, j'espère que leur conscience sera un tant soit peu interpellée.

J'aurai alors d'une certaine manière retrouvé ma fille dans son combat, dans sa volonté de partager son vécu afin que peut-être certaines façons d'agir à l'hôpital soient modifiées.

Si petite soit cette goutte d'eau dans l'océan en matière de soins hospitaliers, elle est fondamentale.

La médecine est tellement belle quand elle est humaine.

Cette infirmière nous suit dans le couloir.

« J'admire votre dignité et votre courage. »

« Merci »

« Et maintenant... Vous pouvez me dire, on fait comment ? »

« Il faut prévenir les pompes funèbres Madame. »

C'est donc à nous de le faire ?

« Non non non non. »

Je ne souhaite que la présence de mon mari et mes fils autour de moi, la paix dans notre tristesse.

Pauline n'est plus là.

Nous avons l'esprit en peine, laissez-nous tout à elle. Nous ne voulons pas gérer ce genre de situation.

« Non non non non. »

Je désire communiquer avec ma famille et mes amis. Plus rien d'autre ne m'importe à présent.

Faites tout ce que vous voulez. J'ai tout donné.

« Et pourtant non... ».

Il faut continuer à penser, à agir, encore...

Notre souhait est que Pauline reste auprès de nous en Italie.

C'est ici qu'elle a construit l'ébauche de son histoire d'amour avec Michele.

C'est ici qu'elle a donné la vie.

C'est ici qu'elle aimait se ressourcer entre deux missions. C'est ici que nous avons en famille, partagé nos plus beaux souvenirs.

La cruauté de l'instant nous gifle tous : nous habitons à l'étranger, nous sommes seuls, personne ne viendra nous soutenir.

Même nos amis Spazzanais doivent rester loin de nous, Covid oblige.

« Crématorium ou cimetière ? »

Michele m'offre un regard vide, hébété :

« Nous n'avons encore jamais évoqué le sujet. »

Vous étiez jusqu'à ce midi à deux dans vos projets de vie :

Choix des couches, bienfaits de l'allaitement maternel, programmation de vos premières vacances en famille.

Le voilà seul dans un projet de mort.

La réalité des faits décide pour nous.

Pauline ne peut rester à la morgue plus de deux jours.

Ce sera le cimetière.

« *Et maintenant ? On fait comment ?*

On fait comment pour trouver les mots justes pour annoncer la mort à des enfants, nos enfants ? »

Il faut avertir ses frères.

Victor et Clément sont probablement en cet instant en route vers l'aéroport.

Ils sont loin, hors de portée de nos cœurs, de nos yeux, de nos bras.

L'aéroport !

Signe pour chacun d'entre nous, du départ vers de nouvelles découvertes, de retrouvailles, de joies, de secrets échangés, d'expériences partagées, de longues soirées d'été habitées par le bonheur tout simplement.

Je ne peux les laisser espérer deux heures de plus, je ne peux leur mentir.

Je ne peux que partager mon effondrement maintenant. Postposer la vérité... nous ne le pouvons.

La base de notre éducation repose sur une relation de transparence et de confiance avec nos enfants ; mentir maintenant serait la mettre à mal à jamais.

Ce qui est, doit être dit de quelque manière que ce soit et restera tout aussi cruel.

C'est le néant complet dans mon cœur et dans ma tête.

Le vide intégral.

Je ne me souviens de rien.

Cependant, en dehors de moi, il n'y a rien de changé.

Je suis sidérée, par la normalité de ce qui se passe dans le monde autour de nous.

Ce monde ne devrait-il pas s'arrêter, ne se rend-il pas compte de ce qui nous arrive ?

Mon cerveau a sans aucun doute voulu à jamais protéger ma mémoire, l'information semble avoir été gommée, ou sans doute était-elle trop cruelle pour y être imprimée.

Certainement, c'est moi qui leur ai annoncé.

Certainement Dominique était à mes côtés.

Certainement le silence.

Certainement des pleurs, peut-être aussi des cris.

Louis sera bientôt dans nos bras.

Nous n'attendrons pas l'arrivée de ses frères pour lui annoncer.

Même si les mots ne viennent pas, il pourra lire dans nos yeux.

Je décide de prendre le volant, je choisis de rentrer seule vers Niano.

Route interminable.
Mes pensées vont en tous sens.
Je me fais arrêter par la police à 500 m de la maison.

« D'où venez-vous ? »
« De l'hôpital »
« Avez-vous votre auto-certification avec vous ? »
« Non »
« Qu'alliez-vous y faire ? »
« Fermer les yeux de ma fille qui vient de mourir »

Le message est brut.
Electrochoc.
Pas une parole de plus, ni de sa part ni de la mienne.
Je l'ai dit...
Le premier à l'entendre : un illustre inconnu.
Ma fille vient de mourir.

La maman de Michele guette notre arrivée du balcon.

Je lui demande d'avertir Louis que je l'attends sur la rive du lac.

Le voilà, debout devant moi, bras ballants.

Il ne bouge pas, laisse couler ses larmes.

« *Dis-moi que ce n'est pas vrai maman.* »

Il m'écoute, comprend-il ?

Entend-il ma conversation lors de cette deuxième interpellation avec les carabinieri ?

« *Que faites-vous là ? Vous savez que les règles Covid interdisent les promenades au bord du lac ?* »

« *J'annonce à mon fils que sa sœur vient de partir.* »

« *Où est-elle allée ?* »

Barrière de la langue, une fois de plus !

Le Français et l'Italien, bien que voisins... restent cependant étrangers dans bien des domaines.

Pas envie de faire d'efforts cette fois, à eux d'essayer.

« *Tendez-moi la main, comprenez-moi.* »

« *Ah si ! E venuta a mancare.* »

Tellement de poésie pour décrire une telle brutalité.

Nous rejoignons Dominique qui s'est réfugié dans l'appartement de sa fille.

Coup de poignard en plein cœur en entrant : Michele sort de la chambre portant Leila.

Lui a-t-il dit qu'ils étaient seuls, à jamais sans Pauline ? Comment lui a-t-il annoncé qu'elle n'avait plus de maman ?

Qu'a-t-il ressenti en tant qu'homme en s'entendant dire : *« Ta maman est partie ? »*

Lui a-t-il dit qu'il ferait tout pour être un papa d'exception ?

Qu'elle pouvait compter sur lui à jamais ?

Promesse qu'il a faite à ma fille, sans aucun doute.

Il m'offre de lui donner le biberon.

Lovée dans le creux de mes bras, son petit corps collé au mien se cabre subitement, son nez part à la recherche de son odeur, de son sein.

Michele nous observe, amour et désespoir partagés. Nos regards se croisent.

Les mots seraient de trop.

« *Et maintenant, on fait comment Leila ?*

Toi sans ta maman ? Moi sans ma fille ? »

Droit dans les yeux, son petit regard inquisiteur m'interpelle.

Je tente de refouler cette tristesse qui m'étreint.

L'unique volonté qui me guide est d'être là pour la rassurer.

Louis parmi toutes les croix : il voulait choisir la plus belle, il s'en faisait un devoir, un honneur.

C'était son rôle : rester fidèle à l'esprit de Pauline, à ses goûts.

« Que penses-tu de celle-ci maman ? C'est moderne, elle lui plairait non ? »

Réalisait-il plus que nous ce qui se passait ?

Choisir une croix pour le cercueil de sa sœur ?

« Oh mon Louis ! De quoi me parles-tu ? »

Toi le petit de la famille, qui a toujours été le protégé de Pauline, cela fait quatorze ans qu'elle est une deuxième petite maman pour toi... qu'elle était.

Voilà qu'il nous faut déjà utiliser l'imparfait, ce temps tellement cruel qu'il fouette tout notre être en une seconde, nous mettant devant cette réalité : elle n'est plus là.

Je sais que tu t'en veux, Louis de ne pas avoir compris l'urgence quand papa t'a laissé auprès de Leila ce matin pour me rejoindre à l'hôpital.

Je sais que tu nous en veux, Louis mais nous avons uniquement voulu te protéger, persuadés que tu reverrais Pauline en forme, il n'était pas nécessaire que tu la voies souffrante.

Ces semaines de lutte contre la maladie l'ont tellement transformée, elle n'aurait pas aimé que tu sois présent.

J'ai beau te le dire, tu ne me crois pas.

Tu as raison.

Qui sommes-nous pour nous permettre de penser pour Pauline ? De penser pour toi ?

Nous nous sommes sans doute trompés mon Loulou.

Je nous cherche, en tant que parents des excuses.

Nous ne pouvons malheureusement plus rien changer, l'histoire est écrite.

Vous gardiez un lien téléphonique permanent, vos échanges se concentraient sur Leila : son bain, ses premiers sourires.

Ta passion : les vidéos de ta nièce.

Tu étais selon Pauline, son « zio preferito ».

Elle t'encourageait pour tes études online, te partageait ses « bons tuyaux d'étudiante ».

Ensemble, vous vous projetiez dans « l'après », dans ce week-end qui arriverait bien vite ou nous irions sur l'isola del Giglio ; premières vacances en famille avec Leila.

Ce séjour prévu de longue date sur les traces d'Harry Potter, rien que vous deux !

Ces nouvelles recettes gardées précieusement pour les réaliser ensemble cet été.

Ton plus grand regret, comme tu me le dis encore aujourd'hui est de n'avoir pas pu lui dire combien tu l'aimais avant de lui dire au revoir.

Urgence matérielle du moment : nous devons prendre la route de l'aéroport.

Il me faut vider cette voiture de toute trace de tes effets personnels afin que les garçons puissent y mettre leurs valises sans avoir à faire face à une réalité cinglante.

Quelle absurdité pourtant que de vouloir postposer ce moment de passage entre la vie et la mort !

Cette situation est bien réelle, peut-être auraient-ils souhaité symboliquement mettre une dernière fois leurs affaires auprès des tiennes dans le coffre de la voiture ?

Sans doute était-ce alors un réflexe égoïste de ma part, croyant me protéger que de vouloir mettre de côté au plus vite ce qui me renvoyait à ta souffrance tant physique que morale.

Ces supplices auxquels tu as dû faire face me hantent encore et toujours.

Je ne sais comment effacer les traits de ton visage déformés par la maladie.

Je ne sais comment porter ces silences entre nous,

ces chemins que je n'ai pu trouver pour aller vers toi quand les mots n'atteignaient pas mes lèvres afin d'entamer un dialogue sur ta tristesse de jeune maman.

Tu es tellement dans chaque objet que je touche.

Ils sont en partie le reflet de ta personnalité, de tes priorités.

Je m'échappe un moment avec toi dans ta vie.

Tout m'interpelle.

Comme ce petit carnet que tu as commencé à remplir à l'hôpital pour partager ton histoire.

Cette première phrase, à peine lisible que je relis en boucle : *« Le jour où mon corps m'a lâché. »*

J'ai en main ce tire-lait que tu m'as presque lancé à la figure en me disant *« reprends ça ! »*, je n'en aurai plus besoin.

L'unique fois où ta frustration et ta détresse profonde se sont montrées avec un soupçon d'agressivité.

Réussir ton allaitement était ta priorité de maman. Durant ma formation de sage-femme, on m'a appris comment orienter les mamans à sevrer leurs enfants en douceur.

Pour vous deux... ce fut l'inverse, une réelle déchirure !

Cette trousse de maquillage basique : du blush, un brillant à lèvres, un contour pour les yeux : importance prioritaire pour toi.

Ce kit de secours, ce « remonte moral », où que tu ailles dans le monde, quelles que soient les circonstances difficiles que tu devais affronter, était dans ta valise. Un minimum pour toi essentiel qui contribuait à te faire sentir bien.

Ce shampooing sec quand tu ne pouvais plus rester debout pour t'occuper de tes cheveux.

Un de tes trésors, cette longue chevelure épaisse et brillante, elle était ta fierté.

La semaine dernière tu me partageais un petit plaisir du quotidien : Michele avait eu la patience de démêler un à un ces tas de nœuds qui s'y étaient formés.

Détail peu important pour moi, réel cadeau à tes yeux.

Une preuve d'amour.

« Et maintenant ? On fait comment ? »

« On fait comment ensemble, en famille différemment constituée, pour affronter, je pense, la plus cruelle épreuve de notre vie ? »

Vous êtes là tous les trois mes fils.

Ouvrant ce soir la porte de notre foyer où rien ne sera plus jamais comme avant.

Comment rassembler l'énergie nécessaire à assumer mon rôle de nouvelle maman ?

Comment être assez forte pour moi-même ?

Quand on est parents, on aimerait pouvoir trouver une solution pour chaque problème auquel fait face nos enfants.

Nous composons une bonne équipe pour cela Dominique et moi.

Que ce soit pour les multiples fractures qui nous ont fait courir à l'hôpital tant de fois, que ce soit pour les longues heures de palabres pour vous guider dans l'orientation scolaire ou professionnelle, que ce soit les moments de complicité au coin du feu pour vous aider à panser vos peines de cœur...

Ici, rien, aucun mot, aucun geste pour amoindrir votre peine mes fils mais une montagne d'impuissance et aucun guide pour nous aider à la gravir.

Nous nous réveillons ce matin dans notre maison,
nous regardant hébétés.

Est-ce vrai ?

Nous avons dormi d'une traite, complètement épuisés,
nous avons honte.

Nos cœurs, nos corps et nos âmes sont complètement tétanisés.

Une chape de plomb nous empêche presque de nous mouvoir.

J'aimerais suspendre le temps mais non la réalité me rattrape !

Je te sais seule là-bas.

J'aimerais tellement être près de toi.

Quelle cruauté pour mon cœur de maman de ne pas avoir le pouvoir de faire machine arrière, de remettre les compteurs à zéro, de recommencer la journée d'hier.

Je regrette de t'avoir quittée si vite.

Demain tout sera fini, une page tournée, une nouvelle vie devra commencer sans toi.

« Et maintenant ? On fait comment ?

« On fait comment pour mettre un pied devant l'autre dans cette vie-là ? »

Je me crois forte, je gère, comme disent mes fils.

Cependant au fond de moi, je ne sais si je vais pouvoir continuer à avancer en ne voyant plus ta fossette quand tu souris, en ne pouvant plus partager ta joie de vivre, en n'essayant plus de comprendre « tes coups de gueule »

En ne pouvant plus profiter de ton regard tendre posé sur moi et de ta façon de prendre soin de moi.

« Ma petite maman » comme tu aimais à le dire en triturant les mèches de cheveux sur mon front.

En n'ayant plus jamais cette effervescence autour de moi, cette envie de rassemblement que nous avions tous quand ton retour se programmait.

Que ce soit en transit à l'aéroport de Spazza ou de Bruxelles, même pour quelques minutes, nous étions comme aimantés, nous provoquions la rencontre.

Nous aimerions passer à travers cette journée.

Nous enfuir : nous y avons tellement droit,

nous en avons tellement besoin.

Pourtant, parce que c'est toi, parce que c'est nous,

un seul mot nous vient en tête : dignité.

La vie nous demande de faire face, d'être corrects, respectueux, bien éduqués.

Tu l'aurais voulu de cette façon, vécu de cette manière.

Tu aurais pu l'assumer toi aussi.

Nous restons accueillants envers la famille de Michele.

Chacun de nous y contribue pour toi, pour lui.

Pour Leila, c'est probablement le plus plausible.

Il nous faudra composer dès à présent et pour toujours afin qu'elle puisse se projeter dans un futur serein d'une unité de nos familles.

Nous restons posés, nous échangeons, nous feuilletons des albums photos, des souvenirs.

Déjà ?

« Et maintenant ? On fait comment ?

« On fait comment devant une telle montagne d'injustice et de souffrance ? »

Ce serait fantastique de pouvoir claquer des doigts,

d'être nous-mêmes accueillis par notre propre famille, qui nous aime et nous connaît.

J'ai besoin de vos regards, de vos mains tendues,

de vos non-dits, de vos franches embrassades, de vos silences, de vos *« Ce n'est pas juste »*, de vos *« pourquoi ? »*

C'est Louis notre plus jeune qui verbalise le mieux ce que nous tous pensons tout bas :

« C'est comme si on voulait nous punir plus encore en nous privant de ceux qu'on aime ! »

« *Quand tonton Marc est mort, la vie s'est arrêtée, nous sommes tous restés ensemble une semaine complète autour de lui : nous nous sommes échangé les uns les autres nos cris de douleur, nos anecdotes, nos rires aussi. Simplement en nous souvenant de lui.*

Pour ma sœur, à cause de la Covid, il ne se passe rien,

il n'y a personne. »

Je n'ai que mes bras à lui offrir pour accueillir l'immensité de sa désolation.

Je nous perçois comme des naufragés isolés sur ce lit, dans notre chambre, attendant une bouée de sauvetage qui ne vient pas.

Son corps entier est soumis aux vents les plus effroyables, rien ni personne ne parvient à interrompre ce torrent de larmes incessant qui inonde son visage, ce gémissement continu d'une douleur qui vient du plus profond de l'âme.

Nous ne pourrons mettre en scène ensemble le récit de ton départ.

Nous ne pourrons t'honorer, ma fille, comme nous l'aurions souhaité, nous ne pourrons pas te raconter.

Même si bon nombre se sont donné à cœur de nous faire connaître leur histoire avec toi, par petits morceaux, en prenant la peine de nous contacter, vivre ensemble physiquement ce passage manquera à chacun d'entre nous.

Cette trace-là me manque personnellement énormément.

C'est la première fois cet après-midi-là que j'utilise un de mes nouveaux pouvoirs.

Il y a du positif dans tout, s'il n'y en a pas, il faut que j'en crée, ça m'est crucial pour avancer.

Je m'échappe, c'est le pouvoir d'être là, de faire semblant d'être là tout en ayant la tête ailleurs, mes rêves sont ailleurs, mes désirs sont ailleurs.

Même si je me fais mal, c'est très enivrant. Je me crée un nouveau scénario.

Il fait beau, cet après-midi est doux et ensoleillé.

Hier tu étais encore là, j'aurais tant aimé, si seulement j'avais su que c'étaient tes dernières heures de vie, te ramener à la maison, te permettre de profiter encore de ces rayons de soleil, couchée dans l'herbe comme tu aimais à le faire, pieds nus, ta fille blottie contre toi... Une dernière fois.

A la place de ce dernier moment magique que tu aurais pu vivre, ils t'ont laissé espérer, t'ont demandé de te battre encore et encore.

Ils t'ont fait subir une longue attente dans ces couloirs glacés de l'hôpital dans la perspective d'une ponction hépatique.

Tu grelottais, luttant contre la fièvre, sans personne à tes côtés.

Tu étais une « jusqu'au-boutiste » et tu es allée jusqu'au bout de tes forces parce que tu croyais en la vie.

Avec certainement dans la tête des milliers de questions sans réponse et dans le cœur une immense tristesse à assumer. Seule.

Vaillants, comme toi nous nous devons de l'être nous aussi.

Nous nous préparons, afin d'« être » demain au mieux à tes côtés, à cinq.

Cinq... impossible de le concevoir, de l'exprimer, de le vivre.

Mathilde, la compagne de Victor, notre aîné, est là.

Mathilde la douce, la discrète, infiniment désemparée elle aussi.

Comment faire pour « bien faire » devant une famille en douleur ?

Elle te considérait un peu comme sa grande sœur.

Pauline la battante, toujours là pour un petit clin d'œil un petit conseil, avec tendresse et respect des différences. Pauline la complice.

Mathilde est là, en silence. Sa présence me porte.

« On va s'habiller de couleurs vives. Elle aurait aimé. »

« On va se maquiller, elle aurait dit : « C'est vital ! »

Demain nous serons tous beaux pour toi, ma fille !

Tu aimais à te prêter au jeu du mannequinat sans te poser trop de questions.

Rien que pour le plaisir, ta grâce naturelle suffisait.

Leila portera la dernière robe que nous avons choisie ensemble, j'y tiens !

Sans m'en rendre compte, j'entre dans un nouveau type de relation avec toi conçu d'oscillations entre souvenirs et symboles.

Pas d'église ouverte pour t'accueillir.

Aucun prêtre francophone ne peut quitter le centre de Spazza.

Il n'y aura donc pas de messe à préparer.

Une punition de plus ?

C'est comme ça ! Nous nous résignons.

Sans doute il nous en aurait trop coûté de devoir la préparer sans le soutien de nos familles.

Sœur Joséphine, une amie, sera à nos côtés au cimetière pour une bénédiction.

Un petit clin d'œil de ta part, le premier.

Une prière à Notre-Dame de Bonne-Espérance trône au centre de ton portefeuille, comme pour nous guider, la seule représentation de la vierge allaitant son enfant que je connaisse.

Une petite croix du Mont-Carmel s'y trouve aussi.

Souvenir d'un de tes voyages.

Ta dernière lecture sur Internet était « Je vous salue Marie ».

Ces trois éléments me font faire un bond dans le temps, c'était hier, cet été en vacances.

Une de nos dernières discussions animées autour de la religion et du baptême.

Tu ne souhaitais pas que votre fille soit baptisée.

Tu argumentais en expliquant que votre objectif était de bien l'instruire, de l'ouvrir aux religions monothéistes que tu avais rencontrées afin qu'elle puisse ainsi se faire sa propre opinion et choisir.

Discussion entre ton papa et moi, à nous trois.

Pour le moins animée, comme souvent quand nos points de vue divergeaient.

Tu étais alors triste, tu avais l'impression qu'on te condamnait pour vouloir prendre un chemin différent de celui que l'on t'avait offert de découvrir.

Comme c'était compliqué à gérer des moments tels que celui-là ! J'étais aussi triste que toi, pour toi.

Il n'y aura plus de telles discussions, de tels moments d'enrichissement et de croissance.

Tu es partie malgré ton courage et ta détermination.

Tu es partie malgré cette immense bulle d'amour qui s'était construite autour de toi, cette union de prières de communautés de religieux, de laïques, d'individu isolés.

Tu es partie, malgré cette mobilisation mondiale interculturelle, interreligieuse.

Pour toi, le miracle n'aura pas lieu.

Tu programmais durant ton année sabbatique, sillonner l'Europe mais aussi aller jusqu'au Mexique, au Bangladesh, aux USA...

En quelque sorte faire le tour du monde pour remercier tous ceux qui avaient prié pour toi et surtout leur présenter Leila.

Maintenant c'est sans doute pour nous que tous prient.

Ces prières vaines dans lesquelles je ne trouve aucun réconfort.

J'espère, ma fille, que tu as trouvé un endroit où tu es sereine, d'où tu puisses rayonner et veiller sur nous tous.

Demain est déjà là.

Une claque, brute, comme chaque matin qui va suivre :

Pauline n'est plus là !

Avant de mettre pied à terre, il me faut visser ma tête sur mes épaules, mettre un voile sur mon cœur, pour ne pas trop l'entendre, ne pas l'écouter.

Un appel des pompes funèbres.

Nous pourrons en fin de compte quand même te revoir. Est-ce que je le souhaite vraiment... ?

Peut-être pour être avec eux tous, mes hommes.

Peut-être pour demeurer plus forts ensembles,

afin d'affronter ce qui sera je le sais déjà, la plus cruelle épreuve de ma vie.

Peut-être, pour effacer à jamais les traits de ce visage déformés par la maladie.

Peut-être...

Il faut préparer un petit-déjeuner costaud pour nous tous ; même si...

Ouvrir la porte à chacun des membres de la famille de Michele avec bienveillance ;

même si...

Aujourd'hui, j'enterre ma fille.

Je n'ai personne d'autre que moi-même pour me soutenir.

Je n'ai pas le droit de rester sur place, pas d'autre choix que celui d'avancer.

Je ne peux rentrer la tête dans ma coquille et attendre.

Les garçons sont là.

Alors pour nous tous, promis, je ne vais pas être l'ombre de moi-même.

Je veux vraiment vivre cette période en m'accordant de pouvoir me poser, de pouvoir partager ma détresse profonde, pas uniquement survivre dopée par je ne sais quel antidépresseur.

Dans un message composé à l'intention de nos familles et amis, je disais que tu voudrais nous voir aller de l'avant.

Tu avais en toi une force à toute épreuve, je sais que tu veilles sur nous et continues à nous la prodiguer.

Alors promis, notre maison ne sera pas un sanctuaire débordant de photos et de bougies, l'Énergie de vie continuera à y circuler.

Pour nous cinq mais pas seulement !

Leila doit apprendre de quoi sont faites les femmes de notre famille !

Dernier voyage vers cet hôpital qui, nous l'espérions tant, allait te sauver !

Personne ne nous attend, personne pour te saluer dignement comme tu le mériterais.

Une injustice de plus pour toi, pour nous, pour tous ceux qui te connaissaient et auraient aimé être là.

Famille, amis, collègues : nous ressentons votre présence, nous lisons vos messages.

Nous ne voyons pas vos visages bouffis par l'inquiétude et la tristesse qui vous ronge depuis des jours, nous ne croisons pas vos yeux remplis de larmes.

Nous les devinons.

Nous ne sentons pas vos bras autour de nos épaules.

Nous les espérons tant.

Ton papa est impatient d'être une dernière fois à tes côtés, de te veiller.

C'est un si grand manque, ça restera un si grand regret pour lui aussi, de s'être enfui de l'hôpital il y a deux jours avec cette impression de t'avoir abandonnée.

Il avait encore tant de choses à te confier, ou à te demander.

La complicité irradiait de votre relation, indubitablement enrichie par l'interaction entre vos idées, nourrie de ce que vous viviez dans votre travail humanitaire.

Toi, la pulsion des idées innovantes de la jeunesse.

Lui, le sens de la réflexion et de la maturité acquises sur le terrain au cours de toutes ces années d'actions.

Je peux m'isoler pour pleurer durant la journée, je suis en pause dans mon travail.

Lui pas, outre l'urgence Covid à gérer, les guerres restent omni présentes, les catastrophes naturelles ne se calment pas, le combat contre la faim doit se faire sans relâche.

Il faut agir, il se doit de relever la tête et de faire face, même si...

Cependant, je sais que c'est un poignard dans le cœur que de recevoir tous ces messages d'affection de ses collègues et des tiens : de faire vivre par leur voix ton charisme mais aussi ta détermination au travail.

Ton papa qui pleure ce n'est pas rare : un film émouvant quand pour le scénariste il est attendu qu'à un moment précis du film, le spectateur aura des larmes dans les yeux :

il gagne à tous les coups.

Cependant le voir pleurer avec son cœur plus qu'avec ses yeux, c'est bouleversant, réellement troublant pour moi. Voir qu'il te pleure sans pouvoir s'arrêter : cela m'est cruel, je ne peux le supporter.

Je n'ai pour le secourir que le pénible constat de mon impuissance.

Nous ne sommes plus alors que fusion dans notre douleur, fusion dans nos larmes.

Nous nous comprenons l'un l'autre même si je ne peux partager la sienne, même s'il ne peut soulager la mienne. Une douleur telle que celle-là se vit seul, chacun dans l'histoire qu'il a partagée avec toi.

Retour à la réalité de l'instant. L'hôpital.

La morgue.

J'entre dans la pièce juste pour être à ses côtés. J'ai peur... peur de moi-même.

Où es-tu ma fille ?

Je détaille minutieusement ton visage.

Je la scrute en vain en vain cette fossette qui ajoutait à ton charme.

« C'est le signe de l'empreinte du doigt de Dieu sur la joue d'un nouveau-né, ça lui portera chance à votre petite fille. » m'avait un jour confié une vieille dame croisée dans le souk lorsque nous habitions Damas.

Ce n'est pas toi là que je vois, tu es dans un ailleurs qui n'est pas le nôtre.

Impossible pour moi d'être présente quand on ferme « cette boîte ».

Impossible pour moi de savoir que je ne te reverrai plus jamais.

Impossible pour moi de voir cette image de tes frères et ton papa portant ce cercueil.

Impossible pour moi de croiser leurs regards dans lequel il n'y a que désespoir profond.

Impossible de réaliser que dans cette voiture que nous suivons c'est ton corps qui repose.

Improbable ce convoi sur notre route, celle que nous prenons chaque jour pour rentrer à la maison.

Arriverai-je un jour à l'emprunter, passant devant le cimetière sans avoir la gorge nouée ?

Arriverai-je un jour à rouler derrière un corbillard sans avoir les yeux embués ?

Arriverai-je un jour à croiser une ambulance sans avoir une boule au ventre.

Arriverai-je un jour à aller dans un hôpital sans avoir la nausée ?

Il est dix heures ce lundi 23 mars.

La nature est à la hauteur pour être porteuse de nos messages et de nos émotions : tout est contraste aujourd'hui.

Les éléments sont déchaînés.

Il souffle un vent glacé dans ce cimetière qui nous tétanise tous.

Toutefois, le soleil et le ciel bleu nous portent, offrant au lac une parure superbe dans toutes les tonalités de verts.

Est-ce vraiment nous que je vois là ?

Ne nous sommes-nous pas trompés d'histoire ?

Nous cinq, tournés vers toi, nos corps agglutinés les uns aux autres, figés, droits, tels des statues bravant la tempête.

Nos bras en croix enlaçant nos hanches, un mur pour t'entourer une dernière fois, te « protéger » dans ce lieu inconnu de nous tous.

Michele se joint spontanément à nous, il se coince tout contre ton papa.

Chiara, la sœur de Michele, porte Leila contre son cœur, elle se rapproche afin que ta fille puisse être tout contre moi... ou moi tout contre elle !

Il manque un maillon à la chaîne d'amour qui harmonise notre famille.

Les maillons restants se ressouderont, c'est notre dernière promesse.

Notre solitude est tellement cruelle à porter.

Encore plus aujourd'hui, en ce lieu.

La Covid a été une malédiction de plus pour nous,

nous avons l'impression d'avoir été dépossédés de nos décisions car elle a dirigé nos vies durant la maladie de Pauline.

Outre cette situation mondiale, cette souffrance, cette énigme qui nous surprend, modifie nos modes de pensée et de vie, elle nous laisse devant une inconnue énorme : jusqu'à quand ? Comment s'en sortir ?

Vous tous loin de nous, notre famille, ta famille...

Comment vivre à distance ces moments d'atrocités ?

Ces photos que vous nous avez demandées : des preuves tangibles si tant est qu'il en faille, rendent réel un fait indicible : les mots n'ont de poids.

Tes frères aînés souhaitent prendre la parole pour te dire au revoir, Louis le fait dans le silence de son cœur.

Victor, est un soutien infaillible pour nous tous, il a les pieds bien ancrés, ce qui lui permet de s'offrir ce « petit grain de folie » que chacun apprécie.

Clément, est un soutien infaillible pour nous tous, il surprend chacun avec son humour, mais aussi sa rigueur dans tous les aspects de la vie.

Louis, est un soutien infaillible pour nous tous, son émotivité, sa sensibilité artistique, sa qualité d'écoute sont autant de cadeaux quotidiens pour ceux qu'il côtoie.

Jusque-là, je me considérais comme une femme privilégiée, j'avais rencontré l'époux que j'espérais, notre famille était comblée, j'avais de la chance...

« Faites jouer les violons ».

« Stop ! Arrêtez la musique ».

Sans doute était-ce trop ?

Quelqu'un a dû juger qu'il fallait nous enlever une part de bonheur...

L'information ne nous était pas encore parvenue.

Les contes de fées n'existent que dans les livres d'enfants.

Il nous faut réapprendre à vivre.

Vivre sans toi.

Chaque jour qui passe est un jour ennemi, nous espérons ton appel, ton message, la date programmée de ton retour.

Chaque jour qui passe, nous éloigne d'hier, de ton dernier jour de vie, de ta voix, ton odeur, ton regard.

Chaque jour qui passe, nous ancre dans cette dure réalité : C'est fini.

Puissent tes qualités de cœur et tes pensées continuer à flotter autour de nous.

Puissent-elles enlever le voile de tristesse présent dans les yeux de tes frères.

Puissent-elles briser le silence du cœur de ton papa. Puissent-elles continuer à donner chaque jour des forces nouvelles à Michele pour le faire avancer.

Ton papa a choisi un bel endroit, d'où tu reposes tu peux voir le lac.

C'est tellement cruel de penser à cela.

Je ne veux pas, je ne peux pas.

Je fuis ce lieu froid, de solitude, de tristesse et me glisse derrière le mur du cimetière.

J'entends le bruit de la pelleteuse qui descend ton corps.

Je ne peux assumer cette image de toi qui d'ici peu sera recouverte de terre.

J'ai abandonné les hommes pour un moment.

Pardonnez-moi !

Juste envie de fuir, réelle sensation de devoir courir avec ta fille dans les bras.

La protéger.

De quoi ? De qui ? Pour aller où ?

De la vie ? De la Mort ? De la fatalité ? Je deviens folle.

Je refuse.

Je n'en peux plus de dire au revoir alors que la personne est vivante à mes côtés.

Je ne veux plus être amenée à dire l'important avant qu'il ne soit trop tard.

« Dis p'tite sœur, n'oublie jamais de dire aux gens que tu aimes pourquoi tu les aimes et combien ils sont importants pour toi. »

C'était là le dernier message de mon grand frère, bien plus qu'un au revoir, c'était son adieu : je ne l'ai compris que trop tard.

Toi, ma fille, la maladie t'a forcée à détailler cet important.

Tant dans les demandes que dans les mercis.

Faites que cela s'arrête là !

La vie permet presque à l'être humain de choisir le moment, le lieu, la façon dont il vient au monde.

Pourquoi n'en est-il pas de même au moment de le quitter ?

La mort, tu l'as côtoyée à plusieurs reprises.

Il y a peu de temps encore, sept heures du matin, papa reçoit ton message : « Don't worry dad, I'm OK ».

Il fait suite à une dépêche qui vient de tomber : attentat à la voiture piégée à Kaboul, revendiqué par les talibans.

Tu venais à peine d'arriver en Afghanistan, ton convoi suivait, de quelques mètres à peine, cette ambulance qui a explosé.

D'un coup, tu t'es vue projetée au sol de cette voiture blindée recouverte de gravats : quarante personnes tuées, cent quarante blessées.

Ce n'était pas ton heure, ça porte à réflexion.

S'il avait été question de poser un choix, peut-être aurais-tu choisi cette voie :

Certes brutale, violente, sans au revoir.

Cependant, une mort honorable, dans le cadre de tes fonctions.

Peu nous importe au final.

Il n'y a pas de bonne façon de perdre un enfant.

Il est vrai que tu auras parcouru en 28 ans plus de chemin que certaines personnes de 80 ans !

Cette vie tu l'auras vécue à 100 %.

Tu la traversais en prenant les choses à bras-le-corps.

Tu m'as épatée cette fois avec ton idée d'aller écouter la chanteuse Jain qui venait en concert dans les ruines de Baalbecq, un petit groupe de copines s'est formé, vous voilà parties.

Trois heures de bus au Liban sur des routes chaotiques, peu t'importait.

Toi et ton petit ventre rond, rien ne vous arrêterait !

Sans doute la première fois où vous avez vibré en symbiose toi et ta petite demoiselle, au son de cette musique.

C'était fort, tu as ressenti l'envie de nous le faire partager en direct : la vie en toi avec tout ce qu'elle te laissait entrapercevoir de merveilleux.

Cette vie, tu l'aimais.

Tu prenais tout ce qu'elle t'offrait... de bon comme de mauvais.

Les épreuves auxquelles tu as dû faire face t'ont permis de te forger un caractère en « béton armé ».

Je me souviens, entre autres, d'une de tes missions :

tu étais à Damas pendant la guerre, dans ta chambre d'hôtel durant le couvre-feu.

J'étais à la maison, au calme, nous conversions comme bien souvent via Skype, même si tu étais loin, nous étions toujours côte à côte.

D'après ce que j'entendais en arrière-plan, je pensais qu'on insistait en frappant à la porte.

« Non maman, ce sont des tirs de roquettes. »

« Ton sac est prêt si jamais tu dois t'enfuir en urgence ? »

« Non maman, il ne me serait pas utile.

Le service de sécurité a mon passeport et ils ont pris mes empreintes. »

J'ai travaillé aussi dans l'humanitaire et je savais ce que cela signifiait.

En tant que maman, je laissais alors de côté mon cœur et ma rationalité.

En tant que femme j'encourageais ou j'argumentais,

je me disais que c'est ton choix de vie, le respectais puisque tu étais heureuse.

La conversation a redémarré là où nous l'avions laissée.

Je me souviens, c'était un vendredi, nous recevions des amis à dîner, nous parlions du menu : des chicons au gratin.

Ton plat préféré. Plat typiquement Belge.

Saveurs de l'enfance.

Tu aurais aimé être avec nous pour le partager plutôt que seule dans cette chambre d'hôtel, je le sais.

La distance était parfois très lourde à porter, pour l'une comme pour l'autre.

Notre force était de ne pas trop en parler, nous nous projetions alors plutôt dans les prochaines vacances.

Nous savions savourer la chance que nous avions de nous retrouver en famille au grand complet.

Tu enrichissais notre vie de toutes tes rencontres.

En cuisine tes idées étaient toujours tellement bienvenues. Nous improvisions ensemble : une combinaison de nos recettes de famille et votre « nouvelle cuisine » à Michele et toi.

Votre passion s'enrichissait des expériences réalisées au cours des pays que vous traversiez.

Il est inconcevable pour chacun de nous de se dire qu'il n'y aura plus jamais de tels moments, de tels échanges.

Ces liens que nous avons tissés, vont-ils se rompre petit à petit avec l'usure du temps ?

La trame du tissu créée de tous ces souvenirs et de l'amour qui l'unit va-t-elle s'étioler parce que ton corps n'est plus là ?

Notre vie s'est construite, nous offrant un lot d'émotions accumulées allant de l'allégresse la plus banale du quotidien à la joie intense voire enivrante qu'offre la venue d'un enfant.

Elle est ancrée à jamais dans ce ciment composé aussi de douleurs vives, indescriptibles malgré la richesse de notre langue.

« J'ai éclaté en sanglots », « j'ai éclaté de rire. »

Un même verbe exprimant deux émotions extrêmes et opposées s'inscrivant toutefois dans une structure de phrase similaire.

Cette nouvelle expérience d'écriture s'impose à moi, m'oblige à dégager du temps « égoïstement » que ce soit en pleine nuit ou que ce soit de jour.
Je me pose pour essayer de dépeindre ces moments, revivre ces événements, revisiter notre histoire.

Toutefois, que je sourie en écrivant ou que je laisse mes larmes s'écouler, c'est toujours sereine que je referme ce cahier.

Cela me procure une incontestable sensation de bien-être.

Lorsque je ne peux être présente à ce rendez-vous je ressens alors un réel manque.

Je développe envers le fait d'écrire une véritable dépendance émotionnelle, intellectuelle, physique.

Lorsque tu étais à l'hôpital, j'étais dans l'action, je courais sans arrêt, cela me convenait : l'hôpital, la maison, l'organisation du matériel pour ton mieux-être, pour ton papa qui assumait son travail à travers tout, pour celui de Leila et de Michele.

Louis était confiné devant son ordinateur de surcroît le pied plâtré, clopinant en s'aidant de béquilles, il me fallait donc jongler pour soutenir ce monde qui m'entourait.

Des perles rares nous aidaient à organiser notre vie à

Spazza : Maria Luisa et Chiara, la maman et la sœur de Michele.

Œuvrant, comme nous de leur mieux pour la gestion du quotidien.

Je n'ai plus maintenant aucune action concrète à accomplir pour toi.

Je me sens vide.

J'imagine qu'il en est de même pour vous tous loin de nous.

Tant que l'espoir était là, vous nous aidiez sans discontinuer par vos messages, vos appels, à simplement rester debout, ou à avancer de façon lucide.

C'était alors impératif pour nous : vivant dans la souffrance, l'angoisse, l'incertitude, être bien entourés a alors pris tout son sens.

Nous qui pensions vous connaître, vous nous avez plus d'une fois surpris.

Tant de bienveillance nous a stupéfaits.

« Et maintenant ? On fait comment ?

Comment s'entraider à gérer nos relations différemment ? »

Tant que l'espoir était là, nous soutenir semblait évident, il vous faut maintenant nous consoler...

Quels mots choisir devant un ami qui vient de perdre de son enfant ?

Le traditionnel : « *comment ça va ?* » m'a longtemps tétanisée.

Que vous répondre, que souhaitez-vous entendre ?

Vais-je réellement vous dévoiler le fond de mon cœur ?

J'ai perdu ma fille, vous ne pouvez me comprendre, qui donc serait apte à le faire ?

Certes, d'autres mamans qui ont perdu leur enfant. Cependant, faible est la probabilité que cela soit une fille adulte, décédée d'une maladie fulgurante, un peu plus de deux mois après avoir donné la vie.

Potentiellement c'est à elle que je pourrais envisager de demander de l'aide.

Il me restera à lui dévoiler ce lien qui m'unit à Pauline, cela me parait une mission impossible.

Parfois je perçois mal la démonstration d'affection ou simplement, elle ne m'est pas adaptée, comme recevoir un émoticône tous les jours à l'heure du départ de Pauline.

Parfois le conseil est mal formulé,

Le : *« si j'étais toi »* n'est pas de mise.

Le : *« Tu aurais dû... » « Il aurait fallu... »*

« Pourquoi n'avez-vous pas... » sont destructeurs.

Nous n'en voulons pas de cette culpabilité.

Pas un jour ne passe sans que nous n'essayions de comprendre.

Pourquoi toi ?

Tu étais jeune, avais la vie devant toi.

Ce n'était pas ton tour, tant d'autres, blasés de la vie demandent de passer en premier sur la liste pour le grand départ.

Pourquoi après avoir mis au monde ta petite fille ?

Tu avais déjà tant vécu, tant donné, pour légitimement recevoir maintenant un peu.

Continuer à chercher des réponses à ces pourquoi risque de me mener à la folie, j'ai donc la volonté farouche de les repousser avec force dès que l'un d'eux apparaît. Pas facile !

Parfois la conversation me fait sombrer plus encore comme lorsque cette amie qui, lors de notre première rencontre ne me parle que de sa fille et de ses futurs projets.

Cet autre qui, voulant entrer dans la compassion m'explique avec détails que sa maman, dans la même situation que la mienne, *« ne s'en est jamais remise »* et est morte de chagrin.

Il me faut arriver à me protéger, à garder une certaine distance.

Toutes ces rencontres ne sont pas que le fruit d'un hasard ! Parfois le discours n'est là que pour éviter de parler du départ de Pauline et de notre tristesse.

Nous provoquons alors.

Autant j'ai besoin d'écrire, autant Dominique a besoin de parler.

Que ça soit entre amis, en famille, dans le cadre de son travail, Pauline est omniprésente.

C'est viscéral pour lui de faire référence à sa fille, pour la faire connaître mieux, pour simplement qu'elle ne soit pas oubliée.

Il espère que son interlocuteur va rentrer dans la conversation pour lui permettre aussi à lui de se souvenir d'elle.

Il introduit, revient à la charge, bien souvent s'épuise dans une relation d'évitement clair de celui qui est face à lui.

Il me vient de temps à autre comme un sentiment de culpabilité de vous amener à vous positionner dans une situation à laquelle vous n'avez jamais été confrontée, pour laquelle vous ne savez si vous possédez les outils afin de réagir au mieux.

Entrer dans un tel dialogue vous fait à l'évidence peur car cela vous porterait à devoir vous impliquer dans une relation dont vous ne connaissez pas l'issue.

Le temps qui passe me le confirme, que m'importe en définitive la formulation : toutes vos marques d'affection nous réchauffent le cœur.

Chacun offre ce qu'il peut, comme il peut.

Personne n'est prêt à entrer dans cette conversation. Débattre de Pauline, de sa maladie, de son départ resteront à jamais des moments de dialogue intense, chargés d'émotions entremêlées, chapeautées de tristesse et sans doute pour longtemps encore de colère.

Vous êtes nos amis c'est un bien tellement précieux que celui de l'amitié que nous ne voulons pas vous importuner avec une tristesse qui serait trop lourde à porter...

Au-delà du brouillard qui m'entoure, j'essaie de reprendre le chemin qui mène à vous, d'être présente dans vos vies, d'aborder vos préoccupations.

Je m'ouvre à votre tristesse, je la reçois mais je ne peux trouver les mots pour vous soulager, quel que soit votre lien avec Pauline, cela fait partie de votre histoire.

Je veux partager vos joies par-devers tout.

La vie s'est ouverte à nouveau à nous entre les deux confinements : un défi quotidien !

Il m'est impératif de vivre pleinement chaque journée.

« Et maintenant ? On fait comment ?

« On fait comment pour débrancher son cerveau, son cœur, se reformater pour cette vie nouvelle ? »

Avant, c'était avec toi.

Après, c'est maintenant.

Maintenant, ce sera sans toi.

Louis est mon ange gardien, souvent il m'interpelle :

« *Stop ! Maman ! Pense à ce que tu me dis souvent : « Il faut que j'arrête de regarder en arrière tout en n'allant pas trop vite de l'avant, en ne m'inquiétant pas pour le futur. »*

J'y vais... à tout petit pas à la rencontre de toutes ces premières fois, de toutes ces premières fois sans toi.

Sans toi, boire un petit café dans notre bar favori, lieu de toutes nos confidences et de tous nos projets.

Sans toi, visiter un musée, me balader dans Spazza, en essayant de ne pas jalouser ces mamans de mon âge qui font du shopping avec leur fille.

Elles te ressemblent parfois tant !

J'ai mal, franchement très mal.

Sans toi, me promener le long du lac, balade symbolique que nous faisions chaque jour pendant les deux derniers mois de ta grossesse, échangeant sur le fait de donner la vie, sur tes angoisses de l'accouchement, sur tes questionnements concernant la maternité, avec cette envie tenace en toi : être à tout prix à la hauteur du nouveau rôle qui t'était assigné.

Sans toi ce premier été qui me ramène à l'an dernier où nous sommes allés pour la dernière fois ensemble en vacances.

À nos derniers jeux de société au bord du lac,

À nos œuvres d'art déjà réalisées, à ces projets créatifs qui ne verront sans doute jamais le jour.

Je ne te promets rien mais j'essaierai de la construire cette suspension de coquillages restée en projet : tu avais tant à cœur de la réaliser pour décorer la chambre de Leila.

Sans toi, aller chez la pédiatre avec Leila, voir que Michele reçoit les honneurs de s'occuper bien d'elle, sans toi.

Sans toi, choisir les vêtements pour ta princesse, alors que c'était notre folie commune.

Sans toi voir sa première dent pointer, choisir ses premières chaussures, entendre ses premiers mots...

La liste de toutes ces premières fois sans toi est longue.

Pour Leila elle commence à peine mais sera infinie à jamais.

Couchée sur le lit, bercée par la respiration de ma petite fille qui dort à mes côtés, j'admire les deux dernières aquarelles que tu as peintes pour décorer sa chambre.

Tout est dit dans ces tableaux.

Ce côté doux des traits, ces couleurs fondues en toute légèreté mais aussi la passion dans la recherche de l'harmonie.

Je m'envole...

Tu m'ouvres la porte de votre appartement, une sensation de quiétude s'empare alors de moi.

Tes dons artistiques, tu pouvais les exprimer dans des domaines très variés, ce qui t'offrait cette capacité à jongler entre fonctionnalité du confort moderne et sens de l'esthétique.

La chambre de Leila est un appel à la douceur, un lieu propice à la rêverie, l'aide de ton papa et de tes frères pour réaliser ce petit nid douillet t'a été précieuse.

Chacun y a apporté sa touche.

Moment de connivence magique entre ton papa et toi pour la peinture.

Moment de fous rires et d'ingéniosité entre les futurs tontons pour construire une table à langer répondant à tes exigences de design et aux mesures de sécurité.

Moment d'une intense complicité qui est notre base à tous.

Te connaissant, ils savaient par avance que ce serait toi qui porterais la casquette !

Toi le chef de chantier certes, mais un chef impliqué qui tient le pinceau en haut de l'échelle en tentant de garder l'équilibre malgré ton ventre bien proéminent ! Les règles sont acceptées par toute la famille !

Nos suggestions partagées t'importent, tu essayes d'avoir une vision d'ensemble, tu impliques Michele.

Cependant invariablement, tu apportes les arguments décisifs !

Ce trait de caractère, tu l'as reçu en héritage, en partie toutefois de ton grand-père maternel !

C'est clairement établi.

J'espère que Leila aura la possibilité de discourir avec lui tant sur ses valeurs de vie que sur la gestion de son entreprise.

Il n'hésitait pas à troquer son costume de chef pour sa salopette tachée de cambouis, travailler au contact de ses ouvriers lui importait, l'avis de chacun avait sa valeur.

C'est pourtant le même homme qui a trié avec toi la layette de Louis qui servirait à Leila, en compagnie de la future arrière-grand-mère !

Impatients tous deux d'accéder à ce nouveau titre.

Tant de moments symboliques et magiques autour d'un gros ventre et de la naissance d'un enfant qui appelle l'espoir et ouvre une nouvelle porte sur le futur.

Je ressens sans cesse un combat interne entre le :

« je veux » du rationnel qui me pousse en avant et le

« j'ai envie » de l'émotionnel qui j'en ai peur risque de me laisser sur place !

Alors oui, j'ouvre tous mes sens pour me remplir de la richesse que m'offre l'échange avec l'autre.

Rester énergique, souriante, avenante afin de faire partie de ce monde en marche en est la clef.

Il m'est vital d'en capter l'énergie.

Cependant, j'ai très souvent, trop souvent, envie de me poser, prise dans cet étau de détresse profonde qui m'enserre.

Elle m'envahit, je deviens alors complètement amorphe sans aucune envie, sans aucun allant.

Je n'en peux plus de ton absence tant et si bien que je n'ai plus de patience envers les autres qui eux sont bien présents, je m'en veux alors.

Ils n'y sont pour rien, ils ont aussi tout perdu.

Je ne peux me permettre de m'écrouler, je me dois de tenir pour tes frères.

Au-delà de tout, c'est la tolérance doit me guider : vis- à-vis d'eux mais envers moi-même également, je dois pouvoir m'accorder d'être submergée par ces vagues de tristesse.

Le frigo est rempli, la lessive est faite, j'essaie de continuer à concocter des petits plats équilibrés, la routine est assurée.

Je tente de rester la maman cool que Louis notre ado de 15 ans connait, je suis une grand-mère toujours partante pour courir à quatre pattes avec Leila, pour initier de nouveaux bricolages afin de la stimuler comme tu l'aurais fait.

Je ne peux me contenter de vivoter les yeux à peine entrouverts.

Je dois pouvoir me mettre à la hauteur de ta fille, de la suivre ou la guider sur son chemin le plus longtemps possible.

Je dois me réinscrire dans la vie autrement.

Si je reste solide aujourd'hui, c'est parce que tu m'as donné ta force en partant.

Elle s'ajoute à la mienne, j'y crois.

Grandissant progressivement, nourrie par le partage de nos larmes, de nos joies, de notre colère, de nos questions.

Je le veux.

Je le veux constamment.

Je le veux intensément.

Tout au moins, je tente de m'en persuader, cependant
ai-je l'énergie à la hauteur de ma volonté ?

J'envie depuis que tu es partie ce lien privilégié qui unit ton papa à ses fils, je devrais me réjouir que cette connexion se renouvelle sans cesse malgré la distance et les années qui passent.

Je la jalouse, je le leur partage, ils me comprennent,
m'aiment encore plus, différemment, me le prouvent.

Auparavant, nous divisions en famille les activités des garçons et celles des filles.

Nous nous savions minoritaires, nous devions nous serrer les coudes, le duo que nous formions était ravi de s'ouvrir à une invitée de passage, tantôt Mathilde, tantôt une amie, tantôt bonne maman ; avec elles nous nous projetions dans le futur.

Leila ouvrait la route de la quatrième génération de filles.

Je me dois de rester à la hauteur !

Montrer à tous de la joie, même quand je n'en éprouve pas ou qu'elle est différente.

J'entraperçois ce que signifie certaines expressions comme : « Devenir fou de douleur », « Mourir de chagrin », tout cela prend sens maintenant.

Cela guette notre couple.

Cela nous guette tous deux, chacun séparément.

Parfois nous vivons côte à côte, à deux vitesses :

Dominique admire ma légèreté et ma joie de vivre.

Dans ce même temps, il se culpabilise des moments de bonheur qu'il pourrait ressentir.

Il a perdu sa fille, il ne s'accorde plus le droit d'être heureux.

À l'inverse : tu me pousses, ma fille, à rire et à m'émerveiller.

Partager cette dualité, la nommer, l'accepter, est fondateur.

Cela rend notre couple plus fort.

Tout comme être présent à la tristesse de l'autre, puiser en soi l'énergie afin de s'épauler en alternance, s'appuyant sur la puissance de notre amour et le respect que nous avons l'un pour l'autre.

C'est par la simplicité du dialogue, le don de pouvoir accueillir un signal, si petit soit-il : *« J'ai besoin de toi. »* que nous y parvenons.

Cependant, quand il me dit qu'il a envie de hurler mais qu'aucun son ne sort ni de sa bouche ni de son cœur, lorsque des larmes jaillissent en ruisseau de mes yeux ou des sanglots puissants secouent ma poitrine et que rien ne peut m'apaiser.

C'est alors un constat d'impuissance pour l'un comme pour l'autre.

Notre tentative de « thérapie » à deux est de tout accepter : les dîners, les simples rencontres, les propositions de balade, les fêtes.

Si rien ne se profile, nous provoquons l'évènement, nous ne pouvons rester en retrait de la vie, être oubliés dans notre douleur.

Quitte à annuler au dernier moment ; quoi qu'en pense la bienséance.

Il paraît que nous pouvons nous le permettre !

Nous naviguons parfois à vue, abandonnés aux vents capricieux d'un duel permanent : l'envie de solitude et la nécessité d'être entourés.

C'est si souvent complexe pour nous de faire face à ces conversations de nos amis autour de leurs familles, autour des mariages, autour des naissances.

Autour du futur tout simplement.

Tout nous ramène à toi, notre fille.

Tout nous semble bien souvent inapproprié.

Tout nous semble si futile.

Il nous faut assumer.

Ton absence se marque alors de façon trop intense,

l'air autour de nous devient irrespirable.

Le sujet abordé est délicat, nous nous rendons compte que l'un ou l'autre risque de perdre pied devant vous tous à table.

Nous ne vous en voulons pas.

Ne nous en voulez pas non plus.

J'ai conclu un pacte avec mes émotions, me suis imposée des limites à ne pas franchir, parfois même sans le vouloir...

J'avance en créant un barrage absolu à mon ressenti du moment, parfois il tend à céder, l'anéantissement total me guette.

Croiser le regard de ton papa m'est souvent salvateur.

Il a développé envers moi, une bienveillance à l'extrême.

J'ai peur qu'il ne s'oublie sur ce chemin.

Je me pose alors, me raisonne, tout devient relatif, prend une dimension autre.

Un peu comme s'il me donnait son aval pour que je quitte mentalement la conversation en restant physiquement présente.

Parfois, cela n'est pas assez, il change alors de place à l'improviste durant le dîner que ça soit pour me venir en aide ou parce qu'il en a lui même besoin.

Juste s'effleurer la main nous suffit alors.

Cette bouée de secours toute prête qu'est l'autre à nos côtés est vitale.

Un peu comme si nous voulions nous protéger, de la douleur, des autres, de nous-mêmes.

Il existe ; ce partage absolu de connexion et d'amour plus fort que tout.

L'évocation d'un mariage parmi nos amis, est un réel coup de poignard en plein cœur de ton papa.

Tu le sais combien toi son unique fille, tu es sa fierté : tant pour ta droiture de cœur que pour tes qualités professionnelles.

Il ne cesse de me demander pourquoi on lui retire son droit à un tel moment de bonheur partagé : voir sa fille se marier.

Cette année, vous étiez prêts, tu souhaitais juste laisser encore à ton corps, quelques mois pour reprendre ses formes d'avant la grossesse.

Vous pensiez à septembre.

Leila n'a attendu le feu vert de personne pour pointer le bout de son nez : elle voulait sans doute ne pas rater une telle fête !

Puisqu'elle n'aura pas lieu...

Un jour j'irai là-haut sur les collines de Niano : la vue magnifique sur le lac est à couper le souffle.

Je lui montrerai l'endroit où tu rêvais de te marier en pleine nature, dans les champs gorgés du soleil de la fin d'été.

Tu souhaitais un mariage non conventionnel, tu imaginais trois jours de fête : le premier en tout petit comité, juste la famille proche, le deuxième avec la famille agrandie et le troisième avec vos amis.

Il aurait été grandiose cet élan de joie de vivre contagieuse entre vos amis Italiens mixée à ces rencontres créées au hasard de missions, un peu partout dans le monde.

Tu les imaginais sans difficultés ces food trucks éparpillés dans ce champ.

Les murs de la maison résonnent encore de vos rires mêlés lors de tes discussions avec tes frères à ce propos.

Il est certain que pour un mariage comme le vôtre, il aurait fallu jouer en finesse et en diplomatie.

Tu es Belge comment faire venir une friterie de Belgique ainsi que de la bière à profusion ?

Michele est Italien, il faudrait penser aux pizzas, pâtes et autres mets dont eux seuls ont le secret !

Sans oublier la nourriture découverte en sillonnant l'Asie, votre passion commune.

J'instaurerai à nouveau, pour Leila, si elle le souhaite le pèlerinage que nous faisions chaque été dans le centre de Spazza, à la rencontre de ce créateur de robe de mariée que tu appréciais tant.

« Et maintenant ? On fait comment ? »

« Jusqu'à présent, chacun a fait du mieux qu'il pouvait »

Ta fille va bien ma grande.

C'est une battante, une combattante dirais-je même, si

je regarde son parcours.

Depuis que tu es partie, j'ai agi envers Leila avec tout mon amour, mon instinct de maman, mon bon sens d'infirmière.

J'ai sûrement ajouté dans cette équation trop de rationalité, à partir de là je me suis perdue.

Chaque nuit était un calvaire durant lequel le futur de Leila m'inquiétait car il devait se bâtir sur tant d'inconnues.

Il fallait que j'aie à nouveau confiance en la vie.

Confiance dans le futur.

Confiance en Michele.

Le lendemain de ton départ, il est venu nous parler.

Son désarroi était total mais sa détermination était tenace, son premier objectif dans ce chaos était de bien élever votre fille.

Notre présence à ses côtés lui était indispensable, il nous l'a dit, seul il n'y arriverait pas.

Pour lui, si tu étais qui tu étais, c'était aussi et surtout grâce à notre amour et notre éducation.

Quelle grande joie et quel honneur d'entendre cela !

Un électrochoc aussi : nous ne pouvions pas nous permettre d'être faibles, nous ne pouvions pas lâcher prise, pour te prouver, Pauline, qu'au-delà de la mort notre amour resterait intact.

Ton départ nous avait arraché une partie de notre cœur, mais la tête nous allions la relever.

Même si notre cerveau fonctionnait différemment.

Même si notre rationalité et notre volonté étaient elles aussi, altérées.

Promis ma fille, nous continuerons à faire de notre mieux afin d'offrir à Leila au moins ce que nous t'avons donné.

Plus que ce que nous t'avons donné, mieux que ce que nous t'avons donné, différemment de ce que nous t'avons donné.

Je ne sais pas, je ne sais plus.

Il faut que je laisse faire le temps.

Il me faut acquérir beaucoup plus de patience et d'indulgence encore que celle dont je fais preuve.

Nous avons devant nous un long chemin, chacun devra l'appréhender à sa façon : trouver son rythme, main dans la main.

Nous nous attèlerons à être une présence discrète aux côtés de Michele.

Procurant à Leila ces petits compléments qui lui feront connaître autrement qui tu étais et combien tu l'aimais dès l'instant de sa conception, déjà même avant.

Lui faisant découvrir à notre façon ce que tu espérais que la vie lui apporte, la guidant sur ses pas pour qu'elle mène sa propre vie dont toi aussi tu aurais pu être fière.

Nous l'espérons, une vie à l'écoute des autres, en donnant ce qu'elle a de mieux pour tenter de rendre ce monde meilleur.

Michele lui dédie tout son temps, il fait preuve d'une patience infinie et est pour elle une source intarissable de motivation.

Il déploie de nombreuses forces et nous offre de découvrir au quotidien des qualités jusqu'alors inconnues.

Elle a de toi la volonté et la détermination, son développement quotidien en est la confirmation.

Elle essaie d'attraper des objets, de les emboîter maintenant en utilisant ses deux mains.

Elle va jusqu'au bout : il lui faut atteindre son objectif, si c'est hors de ses capacités elle est très fâchée contre elle-même.

Elle a de toi ce regard pénétrant et inquiet quand elle voit que nous sommes tristes.

Elle a ton sourire et la tendresse qu'elle m'offre me ramène à toi.... comme sentir sa petite main dans mes cheveux et croiser son regard.

Instants furtifs mais tellement doux que tu m'offrais bien souvent.

Ce sont ses premières marques volontaires d'affection.

Lorsqu'elle pose sa joue contre la mienne, cela ne dure qu'une seconde, elle se redresse alors et me regarde avec intensité, comme pour s'assurer que j'ai bien compris son message.

Elle est attirée par les couleurs, la nature, les lumières.

Peut-être a-t-elle hérité ton côté artistique ?

Depuis toute petite, elle observe avec attention durant de longues minutes ce grand tableau que tu as peint accroché au mur du salon.

Sans doute est-ce enfoui très loin en elle, sans doute est-ce mon imagination ? Mon souhait ?

Le divan sous cette peinture était ton endroit de prédilection pour allaiter, les yeux de ta fille restaient fixés sur ce grand tableau bleu que tu avais créé.

Fréquemment encore aujourd'hui, Leila nous interpelle en balbutiant ou le montrant du doigt.

Ces souvenirs en appellent d'autres :

Leila a un mois, tu as posté une photo sur les réseaux sociaux, vous êtes toutes les deux couchées sur ton lit, tu lui décris ces cartes contrastes noir et blanc qui ont été étudiées spécifiquement pour les tout-petits.

Un de tes anciens professeurs que tu appréciais beaucoup et qui te le rendait bien les avaient commentées :

« Il n'est jamais trop tôt pour initier un enfant à l'art. »

Tu m'as alors demandé :

« Est-ce que tu crois que j'en fais trop pour stimuler Leila ?

Est -ce que tu crois qu'elle est trop petite ? »

Je me souviens t'avoir juste répondu :

« Il n'est jamais trop tôt pour bien faire quand on est maman : passe un maximum de temps avec ta fille. »

Je veux croire que ces rares moments d'intimité que vous avez partagés sont gravés profondément en elle.

Quelle fierté tu avais dans le regard ma fille !

Dès la première seconde ou Leila s'est lovée contre ta poitrine, tes yeux se sont mis à briller d'une intensité qui m'était inconnue jusqu'alors.

Quel honneur, quel privilège j'ai eu là que celui d'aider ma fille à donner la vie à sa fille.

Je garde comme un trésor protégé à jamais dans le fond de mon cœur ce souvenir de toi maman qui s'extasie pour la première fois devant son enfant :

« Qu'elle est belle n'est-ce pas maman ? »

Ta fille, toute petite soit-elle, a perçu cet élan d'amour vital que tu lui as offert durant ta grossesse et ses deux premiers mois.

Elle en a fait sa base de vie, j'en suis convaincue.

S'il y a quelqu'un là-haut.

S'il lui incombe de tirer les ficelles du destin ;

j'aimerais le remercier de nous avoir permis pendant 28 ans de cheminer ensemble sur la même route.

Si un jour le scénario devait être réécrit ;

j'espère de tout cœur qu'il ne se trompera pas une seconde fois.

Ta fille et toi aviez tant à vous offrir l'une à l'autre, vous auriez mérité de cheminer sur la même route beaucoup plus longtemps !

Je m'échappe à nouveau ce matin en effectuant le shampoing de ma maman.

Bonheur simple jusqu'alors de nous retrouver dans la maison de mon enfance, petite salle de bain à l'étage qui se transformait d'emblée à ton retour en salon d'esthétique : toi réalisant manucure, pédicure et maquillage à ta grand-mère, moi assumant le rôle de coiffeuse.

Tradition qui se transmet de génération en génération dans notre famille.

Je me revois jeune fille, prenant comme toi dans ce même lieu, soin de ma grand-mère.

Personne, jamais plus, n'entrera dans ton rôle d'esthéticienne.

Je ne profiterai pas de ce plaisir de vieillir avec ta présence rassurante, aimante, motivante à mes côtés.

Nous nous serions offertes la continuité complice de notre histoire, facile de m'y projeter pensant à ce que nous avions déjà construit.

Peut-être est-ce une forme d'égoïsme que d'y penser ?

Bien réelle cependant.

Nos enfants devenant adultes, notre discours était :

« Lancez-vous dans la vie, fondez une famille, c'est un bonheur énorme au quotidien.

Sachez cependant que lorsqu'on fait ce choix deux choses importantes sont à intégrer : vous n'aurez plus le droit d'être égoïstes et surtout vous serez responsables pour toujours. »

Jamais nous n'avions pensé à ce risque énorme encouru : sentir son cœur exploser en mille morceaux.

« Dans une autre vie je n'aurai pas d'enfants car la souffrance qui nous fouette d'en avoir perdu un, domine tous les bonheurs que nous avons reçus jusqu'à présent comme parents. »

Voilà ce que je confiais à un ami, peu après ton départ.

C'est injuste et tellement faux que de dire cela, je le reconnais.

Injuste vis-à-vis de toi car c'est un peu comme gommer tout l'enchantement que tu nous as offert depuis ta naissance.

Injuste vis-à-vis de tes frères car ils continuent par-delà leur tristesse à être des fils d'exception.

Injuste vis-à-vis de Leila qui est un arc-en-ciel permanent.

Par-delà tout, être parent reste une aventure merveilleuse

Parviendrons-nous à consolider ce socle déstabilisé de notre famille ?

Ce manteau de protection qu'elle a offert jusqu'à présent restera t'il étanche ?

Nous l'espérons, afin d'offrir à Michele et Leila de venir s'y blottir également.

Il nous l'a demandé, ils en ont tout autant besoin, ce n'est que notre logique de cœur.

Elle est droite, sans questionnement.

Resterons-nous ce relais ou à tes frères viendront se ressourcer afin de rayonner, chacun à leur façon ?

À travers les épreuves, parviendrons-nous à voir de la vie ce qu'elle nous offre de bon même si nos lunettes resteront à jamais floutées ?

Contre vents et marées, nous espérons rester unis pour offrir à tous enfants et petits-enfants, notre amour inconditionnel.

Cela fait bientôt huit mois que tu es partie, nous voilà à nouveau confinés.

Aujourd'hui plus que jamais cet isolement pèse.

Loin de nos familles, nos amis, exclus de la vie des autres.

Un poids de plus à supporter.

Nous n'existons qu'en virtuel, hors de notre pays, de nos coutumes, de notre mode de vie, de nos racines.

Je ne peux passer du temps avec ceux que j'aime, qui me comprennent même sans mot.

Simplement être ensemble.

Simplement partager autour de notre vie avec toi.

Ce silence.

Ces larmes muettes.

Ce regard échangé.

Cette flamme qui luit.

Cette qualité de présence.

Tout cet éphémère, furtif mais intense, nous aurait parfois suffi.

Décembre nous y sommes : le mois des symboles ;

le renouveau, la lumière, la paix, la sérénité, l'espoir.

Une nouvelle année va commencer, une page de notre vie va s'écrire où il n'y aura aucune trace de toi.

Je suis couchée dans l'herbe réchauffée par le soleil, bien blottie dans les bras de ton papa, mes larmes ne cessent de couler.

Je me projette dans ce premier noël sans toi qui approche à grands pas, tes frères arrivent vendredi.

Nous irons les chercher à l'aéroport, chantant à tue-tête dans la voiture comme d'habitude.

Nos pensées s'entrechoquent en tous sens.

Nous sommes immensément impatients de les revoir.

Nous craignons ces retrouvailles.

Notre plus cher souhait est que tu sois dans l'avion qui suit, arrivant de Beyrouth, Leila dans tes bras.

Toutes deux resplendissantes.

C'est le désir de chacun autour de moi : ridicule et irréalisable !

Dans la vie il y a des solutions à tout.

À juste titre : dans la vie.

Dans la mort, il n'y en a aucune.

Quel casse-tête pour nos familles et nos amis cette période de fêtes !

Nous commençons à recevoir certains messages de vœux.

J'entrevois à peine puisque je suis de l'autre côté, combien cela peut être complexe de trouver les bons mots, tant et si bien il y en ait !

« Que la paix de noël vous guide vers l'espérance. »

« Que cette année vous offre un renouveau dans la sérénité. »

Le contenu m'importe peu, c'est la démarche de celui qui le crée qui est à mes yeux une vraie preuve d'affection.

Ce matin Louis m'approche à petits pas :

« Dis maman nous allons fêter noël cette année, comme les autres ? »

Pour Louis surtout, je sais combien c'est important.

Il vit dans notre maison, porte sa tristesse, subit parfois la nôtre.

Pour Leila : elle a droit à la magie de ce premier noël.

Pour nos aînés qui une fois de plus prennent leurs congés pour être avec nous.

Pour nous tous, nous nous devons de garder cette tradition, maintenir le plaisir de cette fête.

Notre premier noël de grands-parents qui n'aurait dû être que fierté et complicité.

« Cette année, comme les autres années ? »

Je me plonge dans les souvenirs de nos noëls précédents.

Le dernier était peut-être l'un des plus beaux : tous unis dans l'attente de l'arrivée d'un bébé, l'ouverture à tant de promesses.

J'ai imprimé quelques photos de nos vingt-huit noëls précédents.

Elles sont dans une boîte aux trésors sur la table du salon.

Notre premier noël de parents gazouillants autour de toi bébé.

Nos noëls qui s'enchaînent dans l'insouciance de l'enfance avec les garçons.

Nos noëls exotiques comme celui en Floride ou vous posez à côté de ce bonhomme de neige fait de sable.

Notre noël émerveillé devant Louis qui vient de naître. Nos noëls plus chaotiques encourageant nos étudiants.

Nos noëls « Famille agrandie » enrichis de nouvelles venues, Michele, Mathilde.

Tout ce qui compte vraiment, c'est la façon dont nous gérons ces souvenirs que nous les conservions ou les partagions.

Noël est là, nous nous en sortons plutôt bien.

Chacun doit trouver son rythme, c'est le plus difficile quand nous sommes réunis à cinq.

Cinq histoires de séparations à vivre différemment et pourtant la même vie ensemble.

Cinq tristesses à prendre à bras-le-corps, à exprimer car gardées dans le silence du cœur, ces blessures se creusent à l'infini.

Douleur de parent, de frère, de compagnon, il n'y a pas à la comparer ni à la graduer.

Nous essayons de vivre notre tristesse de parents dans la plus grande discrétion face à Michele.

Comment imaginer la sienne ?

Il vit au bord d'un gouffre béant du fait de ton absence Pauline.

Notre cœur se serre pour lui.

Que ce soit s'organiser pour tout gérer seul ou de s'émerveiller de ce que lui offre Leila sans pouvoir échanger avec toi qui lui a donné la vie.

À cela, vient invariablement s'ajouter les regrets du passé et nombreuses angoisses d'un futur incertain.

Un rien du quotidien renvoie à cette souffrance pour lui comme pour nous.

Son cœur se serre pour nous.

« Lorsque Leila a eu son premier vaccin, elle n'était pas bien, geignait, avait de la température, je souffrais pour elle.

Maintenant que je suis papa, je peux un peu m'approcher de votre peine de parent d'avoir vu Pauline souffrir autant. »

Les dates se suivent.

Le 15 janvier : premier anniversaire de Leila, l'émotion est palpable chez chacun de nous.

Elle le ressent certainement, se dirige vers cette petite table où est posé un double cadre : sur la partie de droite, une des photos qui te représente le mieux, tu as un énorme sourire.

Sur la partie de gauche, sa photo.

Elle le pose sur les genoux de son papa et se lance dans une palabre infinie.

Nous restons tous les quatre abasourdis devant sa réaction. Te parle-t-elle de sa vie ? De sa vie sans toi ?

« Maman », un des premiers mots et sans doute le plus beau qui se dessine sur la bouche d'un enfant.

« Maman », l'unique privilège qui restera accordé à Leila pour toujours, personne d'autre qu'elle ne pourra jamais t'appeler de ce doux nom.

« Maman », mot porteur d'une si grande part de mystère, d'inconnues, d'ombres.

« Maman », jamais ce mot d'amour à la force incommensurable ne viendra effleurer tes oreilles et te réchauffer le cœur, cependant il gardera à jamais la même représentation d'injustice puissante quand il bondira dans le nôtre.

Je félicite Michele : si Leila est telle qu'elle est aujourd'hui, c'est grâce à lui !

« Non c'est grâce à tous l'amour cumulé que nous lui offrons, même s'il ne remplacera jamais le plus beau, celui qu'elle mérite, le plus important qui soit ! »

L'année s'écoule,

Une journée des plus difficile se profile : le 16 mars.

Jour symbolique que tu as choisi pour venir au monde comme une ode à notre amour puisque c'est également un 16 mars que ton papa et moi nous sommes rencontrés sept ans plus tôt.

Me rendre compte de combien c'est cruel de ne plus pouvoir jamais te souhaiter ton anniversaire.

Vous êtes cependant tous au rendez-vous.

Compilation de vidéo, photos, un réel hommage aux empreintes que tu as laissé dans la vie de chacun.

Cette chaîne de bienveillance est fantastique.

Je croyais devoir aller en pèlerinage cette semaine dans l'angoisse, l'isolement et les pleurs.

Grâce à vous, il n'en est rien.

C'est beau, c'est bouleversant d'amour, d'affection.

Trois de tes amies proches nous font livrer un olivier.

Nous le plantons ensemble : devant la porte de notre chambre, face au lac.

Le vois-tu toi aussi d'où tu reposes ?

L'olivier symbole d'unité, d'amour, de résilience, de pardon, de victoire, d'espérance, de nombreuses promesses en puissance.

Il nous rappelle combien l'amitié est un des fondements de notre vie.

Le 21 mars ton départ.

Mot inadéquat : un départ engage une action volontaire.

Je n'en trouve aucun de valable pour nommer ce jour.

Des images encore et toujours des images s'imposent à moi quoi que je fasse, où que je sois.

Elles hanteront mes jours et mes nuits à jamais.

Le 22 mars, nos 30 ans de mariage.

La fête prévue n'aura pas lieu.

Excusez ce manquement, nous n'avons pas le cœur en joie.

Nous l'organiserons, plus tard. Bientôt.

Nous nous devons d'être à la hauteur de la vie qui s'annonce devant nous, remplie, nous l'espérons de joies nouvelles dans une tonalité différente de celle que nous avons rencontrée jusqu'alors.

Nous l'organiserons pour t'honorer à notre façon, prenant ton relais, certains qu'avec tes frères, aidés de Michele et Mathilde, tu aurais été à la tête d'une mini entreprise pour nous organiser une surprise digne de ce nom.

Le 23 mars : cimetière, j'y reviens pour la première fois.

C'était il y a un an.

La même souffrance tenace au réveil : nous émergeons l'un comme l'autre d'un sommeil torturé, chacun dans sa douleur, dans une solitude insupportable.

Un jour pareil à tant d'autres, un jour de plus sans toi.

Un nouveau confinement est décrété, l'Italie est en zone rouge ? Pas grave....

Nous sommes rodés maintenant afin de gérer notre tristesse, seuls.

Il est interdit de quitter Niano... personne ne peut venir de l'extérieur ? Pas grave...

La vie nous oblige à nous souvenir, décide pour nous, une fois encore.

Nous qui aurions tant aimé fuir cet endroit, oublier ce jour.

Le cimetière est fermé ? Pas grave...

Nous avons appris à faire le mur.

C'est insoutenable pour moi de penser que tu es là.

Je ne m'y sens pas en communion avec toi, je n'arrive pas à penser à autre chose qu'à la finitude de ton corps.

Je suis inévitablement dans le concret de l'instant.

Je m'y laisse me noyer.

J'entends l'importance de ce lieu pour ceux qui aiment à y venir.

Ils y retrouvent un lien de proximité avec toi.

Il nous incombe de le rendre correct.

Rapidement car je ne peux pas me permettre d'y laisser toute mon énergie partir avec mes larmes.

Je veux m'investir dans la vie plutôt que dans le respect de ta mort.

Dans un projet porteur où j'espère pouvoir te rejoindre pour plus de justice, pour moins de souffrance.

Si je suis dans ce cimetière aujourd'hui, ce n'est pas pour toi, pas pour moi, simplement pour être en fusion avec ton papa.

Voilà un an déjà, il avait choisi l'endroit.

Je ne peux le laisser seul pour choisir la pierre, les fleurs, l'écriture.

Il n'en peut plus de sa tristesse.

Être ensemble pour le meilleur et pour le pire, nous nous y sommes engagés.

Nous n'avions jamais pensé qu'un jour nous aurions à faire face au pire, ni quelle forme il prendrait.

Y a-t-il pire encore que de devoir graver sur une pierre tombale le nom de son enfant ?

À vie, pour l'éternité !

Cela nous tombe sur la nuque tel un couperet, net, tranchant.

Michele souhaite que ton nom soit écrit en cursive.

Je le regarde hébétée, je réalise.

Rien à dire restons factuels :

« Oui c'est vrai tu as raison, c'est ce qui lui correspond le plus, qui retrace peut-être au mieux certains traits de son caractère : la classe, l'harmonie, la douceur. »

Un flash : une image de ton faire-part de naissance écrit lui aussi en cursive, c'était il y a 28 ans... la boucle est bouclée.

Étrange la vie !

J'ouvre les yeux, je vois ta photo : elle n'a rien à faire là.

Que dira Leila quand elle comprendra que c'est la moitié de son histoire qui est sous ses yeux ?

Figée dans la pierre ?

Que pensera-t-elle quand elle se rendra compte que cette jeune dame, que son papa vient pleurer est également celle souriante et épanouie, avec son bébé, lové dans ses bras dans le pêle-mêle du salon ?

Te parlera-t-elle au travers de toutes nos photos de famille ?

Pourrons-nous partager avec elle notre amour pour toi, également notre manque de toi ?

Nous le voulons, peut-être ne le voudra-t-elle pas.

Nous faut-il anticiper sa tristesse ?

Nous faut-il graduer la nôtre ?

Sommes-nous plus tristes de t'avoir perdue... qu'elle de ne t'avoir pas connue ?

Cette petite n'aura pas une mère comme les autres, mais une image reconstituée par nous tous que nous efforcerons de rendre vivante à ses yeux.

Nous nous devons de marquer la date, pour tes frères qui avaient ce besoin d'être en Italie, ce besoin d'être tous trois ensembles, à nos côtés.

Ils sont conscients aussi que sans cette cohésion autour de nous, nous ne tiendrions pas.

Ils sont fidèles à cet engagement tacite que demande l'amour.

Tu l'aurais fait.

Ils le savent.

Merci à cette nature grandiose qui nous entoure,

nous permet de nous ressourcer, nous permet d'avancer.

Un réel sentiment d'union naît entre nous ce soir du 23 mars devant ce soleil couchant d'où jaillit une variation dans les tons orange et rouge, mettant en contraste cette lanterne qui s'élève en toute quiétude au-dessus du lac sublime.

Ce cygne majestueux qui s'approche en douceur de notre groupe sur la rive du lac, n'est-ce pas un signe que celui-là ? Un simple hasard ?

Qu'importe, le résultat est là.

Un sourire nait à travers mes larmes.

Pauline, je te sais aux commandes, toujours, d'où que tu sois. Dans une autre dimension.

La vie depuis ton départ m'a maintes fois envoyé de petits signaux.

Parfois je me dis que c'est mon imagination.

Ceux qui me côtoient ou m'entendent doivent être inquiets pour moi, croyant que je frise la folie.

Seuls ceux qui ont perdu un être cher peuvent me comprendre.

C'est réconfortant de le savoir : il n'y a pas que moi qui ressens cette présence différente.

Parfois, je ne t'entends pas, je ne te vois pas, je ne te sens pas parce que mon cœur est submergé de tristesse.

Je te parle à voix haute en ces moments-là : *« Pauline s'il te plaît aide-moi ! J'ai vraiment besoin de toi. »*

Continue à veiller sur nous, il nous doit être offert à tous de ressentir ta force et ta présence.

Chacun de tes frères vit différemment cette séparation d'avec toi.

Clément partage ses émotions depuis le début ; c'est beau, c'est puissant.

S'il hésite, j'ouvre le dialogue.

Tous le savent, je ne veux pas être enfermée dans une tour dorée sous prétexte que je suis fragilisée.

Il souhaiterait cependant parfois être plus en fusion, aimerait ressentir comme moi un petit clin d'œil de ta part.

Tu l'as sans doute entendu lorsque nous avons abordé le sujet ce matin-là.

Demain il quitte l'Italie, il est allé se recueillir un moment seul au cimetière.

De retour en voiture, il enclenche comme à son habitude la radio : c'est votre chanson qui passe.

Volume à fond ! La complicité renaît.

« J'espère fortement que Pauline est quelque part.

C'est lourd à porter de m'imaginer devoir encore attendre peut- être 70 ans avant de la revoir.

J'ai trop envie que ça soit maintenant maman. »

Louis a un réel manque physique.

Ta voix, ton sourire, ta façon de toujours le tenir par les épaules, de poser ta tête contre sa joue.

Cette nécessité que vous aviez de temps à autre de partager des moments rien qu'à deux.

Tes conseils toujours pertinents lui font cruellement défaut quand il s'exprime dans votre passion commune de peinture et de dessin.

Nous essayons, un avis de temps à autre, c'est illusoire.

Rien ni personne ne te remplacera.

Il n'a pas vécu toutes les étapes que tu as traversées et dans lesquelles Victor et Clément t'ont accompagnée.

Avant la greffe lorsque tu étais au plus mal, ni par la suite alors que l'espoir renaissait parce que tu allais un peu mieux.

Il n'a pas pu échanger avec toi en réel, te rencontrer, te sentir, t'embrasser.

Ces étapes lui manquent cruellement.

Il n'a pu te revoir que quelques heures avant ton enterrement, cette image brute, cruelle le nargue au beau milieu de la nuit.

Tu es omniprésente dans ses rêves.

Tu es là, chaque nuit, dans sa vie, dans tant de situations réelles que vous avez vécues, cependant toujours entourée d'un halo de brouillard.

Il t'approche... tu disparais.

Il t'interpelle... tu disparais.

Il te sait dans la foule... ne te trouve pas.

Fâché dès son réveil, son rêve s'arrête, tu y étais présente.

La cruauté du réel l'absorbe dès le début de la journée :

tu ne reviendras pas.

Il ne quitte que rarement son masque de tristesse :

pour Leila !

Depuis ton départ, il te cherche, je le retrouve parfois à trois heures du matin, le visage tourné vers les étoiles.

« C'est laquelle maman ? »

« Forcément celle qui brille le plus mon bonhomme. »

Ça m'arrange finalement ta version mon fils, cela apaise mes angoisses.

Je veux pouvoir croire que tu es cette étoile Pauline, qui brille le plus dans le ciel.

Qu'elle veille sur nous tous, en permanence, quoi que l'on fasse, que l'on dise et où que nous soyons.

Ce matin Louis m'appelle ; il n'arrive pas à décoller de son lit, il est pourtant grand temps qu'il s'active.

Il va se mettre en retard pour l'école, ça nous pend au nez.

Ce sera une fois de plus la course intégrale pour moi qui ai en horreur le stress du matin.

Il me demande de venir auprès de lui.

Je le pressens : il n'est pas bien.

Il me prend la main :

« *Maman quel est ton secret ?*

J'ai perdu ma sœur mais tu as perdu ta fille. »

« *Il n'y a pas de secret, j'essaye différentes formules, celle qui marche le mieux quand j'ai l'impression de devenir folle de tristesse est de fermer les yeux, de me laisser envahir par le sourire de ta sœur, de ressentir sa douceur, de percevoir sa gentillesse, d'entendre son éternel : "Mais maman !" d'étonnement devant mes façons d'agir un peu loufoques... Parfois ça marche je redémarre le cœur plus léger... un peu.* »

Ce mystère de la mort restera toujours.

Ce miracle de ma survie aussi, sans doute parce que je te sais en pointillé entre moi et le reste du monde pour toujours.

Nous sommes incapables de consoler Louis avec des paroles choisies, des phrases bien faites... parce que démunis face à cet événement, les mots sont vides de sens.

Nous ne pouvons que l'aider à gérer son angoisse irraisonnée d'un départ possible de ceux qui l'aiment.

Cette demande incessante qu'il a de sécurité face aux dangers potentiels que porte la vie : accidents, maladies,... nous devons y répondre.

Il doit pouvoir faire confiance, se diriger vers le futur.

Victor rêve excessivement de toi, rêves torturés dans lesquels souffrance et mort s'alternent en permanence. Jusqu'au moment où : beau rêve cette fois ; il m'appelle pour partager sa joie.

Il me décrit un rêve d'aventure, un mélange de souvenirs vécus, agrémenté par un vent de folie.

Cet autre rêve où vous êtes tous deux cocoonings au coin du feu à la maison, après l'intervention :

« *Tu nous as bien fait peur Pau* »

Victor regrette : la vie passée, le boulot, le tourbillon du temps qui nous emporte.

Ces soirées trop courtes en ta compagnie, les rendez-vous manqués alors que vous étiez encore tous des étudiants en Belgique.

Victor regrette : la vie future avec son trop-plein de promesses, de partages qui ne verront pas le jour.

Ce voyage au Liban, dans ton premier foyer qu'il n'a pas pu concrétiser avant ton départ.

Victor ne décolère pas, ses pourquoi restent sans réponse.

Sans doute est-il temps pour nous d'affronter l'équipe médicale.

Comme parents, nous devons être les porte-parole de la famille.

Porte-parole de nos « si » tapis trop longtemps dans un recoin de nos cerveaux en souffrance.

Ce cerveau, mis lui aussi au même banc des accusés que notre cœur et notre âme.

Parce que, même si on n'en veut pas de cette foutue culpabilité... si Pauline est là où elle est maintenant, c'est que comme parent, on s'est trompé quelque part.

Porte-parole également de nos « pourquoi » qui en découlent mais resteront sans doute à jamais sans réponse.

« Maladie, génétique, orpheline... » C'est tout.

Il nous faut accepter la chose.

C'est la loterie de la vie.

Est-ce vraiment tout ? Trop facile.

Ce serait lâche.

J'ai beau me dire que c'est la fatalité....

J'ai beau me dire que le rationnel n'entre pas dans ce schéma.

J'ai beau me dire qu'il ne faut pas chercher de réponse, qu'il n'y en a pas.

Nous essayons, face aux enfants, de retranscrire au mieux nos échanges avec le corps médical.

Nous nous voulons rassurants, déculpabilisants

Ils ne sont pas convaincus.

Nous non plus.

Je tourne à présent la dernière page, je relis cette histoire, sans doute sans réaliser encore qu'elle est la nôtre.

Tout restera à jamais un peu flou.

J'ai surtout laissé parler mon cœur, ma main hésitante a essayé de suivre le rythme.

Se laissant guider par celles de Pauline, des mains de perfectionniste.

Les miennes ne le sont pas. Tout s'apprend !

Pas de schéma de construction académique.

Pas d'objectifs spécifiques réellement déterminés.

Pas de catégorie de lecteur clairement ciblée à qui confier ces quelques lignes.

Pas de « happy end » à offrir, ni de conclusion à apposer.

Ma fierté est d'avoir pu arriver jusqu'à vous qui me lisez.

Je ne peux me résoudre ni à brader ce récit, ni à le tenir secret pour un cercle restreint de famille et d'amis.

Je ne peux me résoudre à ne pas crier haut et fort ce que nous avons vécu en silence.

Avant tout c'était pour moi un challenge à relever.

Je vous vois tous les quatre, mes enfants, ne pouvant réprimer un sourire à cet instant précis : encore un challenge pour maman.

C'est un peu le moteur de notre famille : relever des défis, repousser nos limites, aller vers l'inconnu.

Celui-ci était pour moi le plus difficile.

J'espère qu'il n'y en aura jamais plus d'autre aussi cruel.

Une seule certitude me conforte : la sensation du devoir accompli, de notre dernier projet commun à Pauline et moi, mené à bien, d'une promesse tenue.

Tout simplement.

À toi ma fille

Le sillon que tu as tracé sur cette terre restera vivace grâce

à nous tous, nous te le devons, nous nous le devons.

Cet écrit y contribue.

Il me faut sans doute, symboliquement le clôturer comme si cette démarche pouvait m'aider à enfermer ma tristesse dans un petit coin de mon cœur, comme pour la garder un peu « sous contrôle », éviter qu'elle ne s'en échappe trop ou trop fréquemment et ne prenne le pouvoir.

Tu as ouvert les yeux sur ce monde, me regardant fixement, interloquée.

Je t'ai aidé à les fermer sur ce monde, te regardant fixement, médusée.

J'aimerais seulement encore pouvoir te dire que cette lumière, cette étincelle qui y brillait ne s'éteindra pas.

Elle nous permet déjà à tous d'avancer, chacun selon son propre rythme, chacun à sa façon mais ensemble dans un échange constant.

Elle nous offre d'ouvrir nos yeux à une dimension dans laquelle tu es présente diversement.

Tu es ma fille, tu étais bien plus que ça.

Tu étais une amie, une confidente, c'était grandement réciproque.

Je reste avec au fond de mon cœur un vide énorme et de nombreux secrets qui resteront comme tant de petits trésors cachés.

Il me faut apprendre à vivre sans toi, pire à vivre avec ton absence.

Tout est dans mon cœur, dans l'essence même de chacune de mes cellules, à jamais je le sais.

Les plus grandes douleurs comme les plus grandes joies.

Une immense tristesse a figé notre univers ce 21 mars en oubliant une parcelle de terre : la petite graine que tu y as semée avant de partir s'épanouit, elle a un pouvoir fantastique sur nous tous : ta fille.

Le 15 janvier 2020 tu m'as offert un nouveau statut : celui de grand-mère.

Comment te remercier de cet ultime cadeau ?

Sans doute en posant maintenant la plume, en offrant à Leila du temps.

Avec ou sans parole, peu importe.

Avec mon amour tout simplement.

Ta petite princesse s'éveille, c'est donc vers elle que je me tourne à présent.

Je te laisse.

Certaine que tu me le permets, me le demandes à nouveau.

Elle ouvre un œil, me sourit en coin... elle n'a pas ta fossette... mais déjà un brin de malice dans le regard.

Ses yeux pétillent comme les tiens.

À toi ma petite fille :

Je te vois comme l'arc-en-ciel.

Tu donnes, tu rayonnes, tu illumines tout sur ton passage et transformes notre vie.

Comme l'arc-en-ciel ta vie se modèlera, j'imagine avec toutes ces tonalités mais aussi ces intensités différentes, selon les périodes que tu vas traverser.

Vas-tu échapper au manque ? À l'absence ?

Qu'en est-il du tracé dans les étoiles me concernant ? Combien de temps ai-je encore devant moi ?

Un départ potentiel ne me fait pas peur, le mien j'entends ! Je vois cela avec une certaine sérénité.

La vie m'a appris comment gérer la mort, comment l'approcher.

Je ne crois pas avoir peur que ma vie s'arrête, j'ai peur d'imaginer ceux qui m'aiment dans une vie sans moi, portant le poids d'une tristesse supplémentaire, générée par une nouvelle absence.

Ta maman s'est arrêtée de « grandir » à 28 ans, trop vite Leila, tu dépasseras cet âge.

J'aimerais tant que la vie m'offre de pouvoir être là, longtemps à tes côtés comme ma maman a accompagné la tienne.

Cette belle connivence je te la souhaite autant qu'à moi.

Tes premiers pas, ton entrée à l'école, ton premier petit copain, tes choix d'études, tes coups de gueule, ton diplôme, ton premier contrat, ton premier enfant.

Ce jour viendra alors où tu nous demanderas de te raconter cette partie de ta vie dont tu n'auras aucun souvenir.

Je préfère, tu t'en doutes être là pour t'expliquer cette cruauté, pour en dialoguer de vive voix.

Immanquablement toi aussi, tous ces « pourquoi » t'envahiront et moi, pas plus demain qu'aujourd'hui je n'aurai d'explications à t'offrir.

J'espère qu'alors, je ne pleurerai plus... Ou seulement si mes larmes peuvent se confondre aux tiennes.

Avec cet écrit, je préfère anticiper afin qu'avec certitude tu aies quelque chose d'elle, de moi, de nous.

Aux anecdotes que tu entendras des autres, tu auras un ajout de ma touche d'amour de maman.

Peut-être cela te permettra d'avancer plus sereinement sur ce chemin de vie sans ta maman à tes côtés.

Mon plus grand souhait au-delà de tout, est que tu puisses découvrir en toi les dons qu'elle t'a confiés et en faire bon usage.

Puisses-tu être persuadée qu'elle n'est pas loin et veille sur toi.

À vous mes parents :

Votre amour, votre soutien sans faille et pertinent me porte.

Sous nos larmes échangées se cache un cruel chemin de vie, par deux fois vous avez été confrontés à l'inimaginable : perdre un enfant.

Des larmes de femme qui sait qu'aucune parole ne pourra soulager la détresse d'une maman qui a perdu un enfant.

Des larmes de maman impuissante devant le désarroi de sa propre fille.

Des larmes d'homme qui voyant son beau-fils pleurer, s'offre enfin de pouvoir faire fi de cette sentence combien culpabilisante :

« Un homme ça ne pleure pas.

Un homme ça doit montrer l'exemple.

Un homme c'est la clef de voûte du foyer. »

Pouvoir laisser se déverser ce torrent de larmes trop longtemps contenu fait naître alors une force inédite, cumul de tant d'impuissance.

À vous mes fils, à toi mon frère :

Vous qui avez perdu une sœur, un frère, puissiez-vous être assurés qu'au-delà de l'empreinte laissée par les souvenirs dans votre mémoire, existe la force de l'amour qui façonne le cœur et l'âme et guidera à jamais votre futur.

Chaque jour reçu est un cadeau, mon plus cher souhait est qu'il y en ait encore beaucoup.

Grâce à vous je continue à voir le monde avec des yeux curieux et éblouis.

Je ne pense jamais être rassasiée !

J'attends chaque jour de la vie qu'elle me surprenne.

Qu'elle m'apprenne à vivre pleinement les histoires nouvelles qu'elle a à m'offrir.

À toi Michele

Ce n'est pas parce que l'impossible est devenu réalité que tout va s'arrêter.

Puisse l'amour l'emporter parce que rien de cet amour, comme rien de ce que vous avez vécu à deux ne pourra être effacé.

Que ce soit le souvenir de bonheurs intenses, ou d'obstacles traversés, tu y puiseras ta force je veux le croire.

Pauline sait que tu as besoin d'elle.

L'amour ne peut finir, elle veille sur toi, sur nous.

J'ai osé.

J'ai osé ce voyage dans l'écriture, portée par cette maxime D'Aragon : « Tout ce qui est écrit continue à vivre dans l'absence. »

J'ai osé ce partage, persuadée que les costumes de chacun d'entre nous s'enlèvent dans la confidence de la souffrance.

J'ose, à chacun de mes réveils, me persuader que la vie peut être belle dans une reconnexion aux autres.

J'ose espérer que si, comme moi, vous devez faire de cet impossible une réalité, vous vous retrouverez à travers ces pages, et parviendrez à y percevoir un message d'espoir.

Je vous le demande à mon tour : osez !

Vous tous qui n'avez pas été présents, n'avez pas compris, n'avez pas voulu être perturbés dans votre routine quotidienne et votre confort de cœur : osez.

Osez croiser notre regard.

Osez nous parler même s'il n'existe pas de mots.

Ne faites pas de la mort d'un enfant un tabou.

Ne changez pas de trottoir.

Notre malheur n'est pas contagieux.

Nous ne vous demandons que cela : nous donner un peu de courage et de bienveillance.

La solitude, cet isolement involontaire auquel nous sommes confrontés, cette étiquette que l'on nous colle dans le dos, cette impression de rester seul sur le quai est peut-être le plus pénible après le départ d'un enfant.

Merci à mon plus fidèle ami Dominique de croire en moi et de m'épauler dans tout ce que j'entreprends.

Merci à Agnès, Françoise, Géraldine pour nos échanges sur la vie depuis toutes ces années même lorsqu'elle empruntait les sentiers les plus chaotiques, périlleux, sombres.

Elles m'ont offert de voir à travers nos mots échangés, l'ébauche de ce récit.

Merci à Bauduin pour son œil critique, sa bienveillance et son soutien inconditionnel.

Merci à François, Geneviève et Stanislas ; lecteurs professionnels.
Ils m'ont apporté la pulsion nécessaire et les conseils avisés.

Merci à nos amis et membres de la famille qui ont contribué aux remaniements successifs de ce récit :

Agnès, André, Anne Cécile, Camille, Cathleen, Christèle, Christian, Delphine, Florence, Isabelle, Hervé, Livia, Marie Anne, Marion, Martine, Maud, Nathalie, Pauline, Pierre, Sophie, Thierry, Valérie.

Merci à ces jeunes, amis de nos enfants qui ont croisé notre route. Parfois des inconnus pour nous, jusqu'au départ de Pauline.

Mettre en commun nos souffrances et surtout rendre vivants nos souvenirs était une nécessité pour tous.

Structures éditoriales du groupe L'Harmattan

L'Harmattan Italie
Via degli Artisti, 15
10124 Torino
harmattan.italia@gmail.com

L'Harmattan Hongrie
Kossuth l. u. 14-16.
1053 Budapest
harmattan@harmattan.hu

L'Harmattan Sénégal
10 VDN en face Mermoz
BP 45034 Dakar-Fann
senharmattan@gmail.com

L'Harmattan Cameroun
TSINGA/FECAFOOT
BP 11486 Yaoundé
inkoukam@gmail.com

L'Harmattan Burkina Faso
Achille Somé – tengnule@hotmail.fr

L'Harmattan Guinée
Almamya, rue KA 028 OKB Agency
BP 3470 Conakry
harmattanguinee@yahoo.fr

L'Harmattan RDC
185, avenue Nyangwe
Commune de Lingwala – Kinshasa
matangilamusadila@yahoo.fr

L'Harmattan Congo
219, avenue Nelson Mandela
BP 2874 Brazzaville
harmattan.congo@yahoo.fr

L'Harmattan Mali
ACI 2000 - Immeuble Mgr Jean Marie Cisse
Bureau 10
BP 145 Bamako-Mali
mali@harmattan.fr

L'Harmattan Togo
Djidjole – Lomé
Maison Amela
face EPP BATOME
ddamela@aol.com

L'Harmattan Côte d'Ivoire
Résidence Karl – Cité des Arts
Abidjan-Cocody
03 BP 1588 Abidjan
espace_harmattan.ci@hotmail.fr

Nos librairies en France

Librairie internationale
16, rue des Écoles
75005 Paris
librairie.internationale@harmattan.fr
01 40 46 79 11
www.librairieharmattan.com

Librairie des savoirs
21, rue des Écoles
75005 Paris
librairie.sh@harmattan.fr
01 46 34 13 71
www.librairieharmattansh.com

Librairie Le Lucernaire
53, rue Notre-Dame-des-Champs
75006 Paris
librairie@lucernaire.fr
01 42 22 67 13

www.ingramcontent.com/pod-product-compliance
Lightning Source LLC
LaVergne TN
LVHW021216061026
849535LV00008B/2762